Michael Rupprecht

Chinesische Medizin

bei Erschöpfungszuständen und psychovegetativen Störungen

Eine Arbeitsanleitung in Wort und Bild

Mit einer Anleitung zur Chinesischen Syndromdiagnostik und Syndromtherapie

lehmanns media

Bibliografische Information der Deutschen Nationalbibliothek
Die Deutsche Nationalbibliothek verzeichnet diese Publikation in der Deutschen Nationalbibliografie; detaillierte bibliografische Angaben sind im Internet unter http://www.dnb.de abrufbar.

Wichtiger Hinweis für den Benutzer
Die Erkenntnisse der Medizin unterliegen laufendem Wandel durch Forschung und klinische Erfahrungen.
Der Autor dieses Werkes hat große Sorgfalt darauf verwendet, dass die in diesem Werk gemachten therapeutischen Angaben dem derzeitigen Wissensstand entsprechen. Dies gilt insbesondere für die beschriebenen Punktlokalisationen, Behandlungstechniken, sowie Zusammensetzung und Dosierung der Rezepturen. Das entbindet den Nutzer dieses Werkes nicht von der Verpflichtung, die gemachten Angaben anhand weiterer Fachliteratur zu überprüfen und seine Therapie und Verordnung in eigener Verantwortung zu treffen. Wie allgemein üblich wurden Warenzeichen bzw. Namen (z. B. bei Pharmapräparaten) nicht besonders gekennzeichnet.

Autor:
Dr. med. Michael Rupprecht
Arzt für Allgemeinmedizin / Naturheilverfahren / Akupunktur
Am Schönenberg 3
72488 Sigmaringen
E-Mail: km.rupprecht@t-online.de
Praxisadresse:
Zentrum für Traditionelle Chinesische Medizin und Naturheilverfahren Sigmaringen
In den Burgwiesen 3
72488 Sigmaringen
www.tcm-sigmaringen.de
E-Mail: info@tcm-sigmaringen.de

3., korrigierte und erweiterte Auflage 2024

Helmholtzstr. 2-9
10587 Berlin
Umschlag: Jasmin Plawicki
Druck und Bindung: Elanders, Waiblingen

ISBN 978-3-96543-485-1 www.lehmanns.de

Inhaltsverzeichnis

Ich danke
meiner Ehefrau und Praxispartnerin
Dr. med. Karin Rupprecht
für ihren Rat und ihre Geduld
während der Entstehung dieser
Arbeitsanleitung

Vorwort zur 3. Auflage

Auch dieser dritte Band meiner Akupunktur- und TCM-Arbeitsanleitungen ist aus einem Lehrskript entstanden. Es handelt sich um einen praktischen Leitfaden zur Therapie vielfältiger funktioneller Störungen und den diesen meist ursächlich zugrunde liegenden Stress- und Erschöpfungszuständen, wie sie in der alltäglichen Praxis eines Allgemeinarztes häufig vorkommen.

Die Traditionelle Chinesische Medizin ist durch ihre energetische Auffassung von Gesundheitsstörungen prädestiniert für die Behandlung der in unserer modernen Zeit weit verbreiteten psychosomatischen Störungen, Stress- und Erschöpfungserkrankungen.

Auch zur komplementären Unterstützung klassischer schulmedizinischer Behandlungsverfahren kann sie erfolgreich eingesetzt werden.

Während die Therapie einfacher orthopädischer Krankheitsbilder überwiegend auf dem Modell der Leitbahnen (Meridiane) basiert und nach festen Behandlungsschemata mit Akupunktur, Schröpfen, Wärmeanwendung und Tapes meist erfolgreich durchgeführt werden kann, ist für das individuelle Erfassen und die Behandlung tiefergehender und komplexerer Störungen eine systematische Herangehensweise nach den Regeln der TCM erforderlich.

Das Verständnis der Beschwerden aus Sicht der Traditionellen Chinesischen Medizin sowie die Erstellung einer Chinesischen Syndromdiagnose sind Voraussetzungen für die erfolgreiche Anwendung von über die Akupunktur hinausgehende Behandlungsformen wie Chinesische Arzneimittelrezepturen, Chinesische Diätetik und Ordnungstherapie. Die konkrete Erstellung einer Syndromdiagnose und die Behandlungsabläufe werden in diesem Buch in Form eines praxisorientierten Leitfadens detailliert und in übersichtlicher Form so dargestellt, wie sich dies in meiner jahrzehntelangen Akupunkturpraxis und in meiner nunmehr fünfundzwanzigjährigen Lehrtätigkeit in der Weiterbildung von Ärztinnen und Ärzten bewährt hat.

Das Werk kann und soll eine fundierte Ausbildung auf dem Gebiet der Akupunktur und TCM sowie das Studium umfassender Lehrbücher nicht ersetzen. Entsprechend finden sich am Ende des allgemeinen Teils – sowie nach jeder Therapiebeschreibung – weiterführende Literaturempfehlungen.

Ich wünsche Ihnen viel Freude und Erfolg bei der Arbeit mit diesem Buch!

Sigmaringen, April 2024 Michael Rupprecht

1 Allgemeiner Teil

1.1 Einleitung/Konzept des Arbeitsskripts

Westliche Schulmedizin und Traditionelle Chinesische Medizin ergänzen sich in idealer Weise

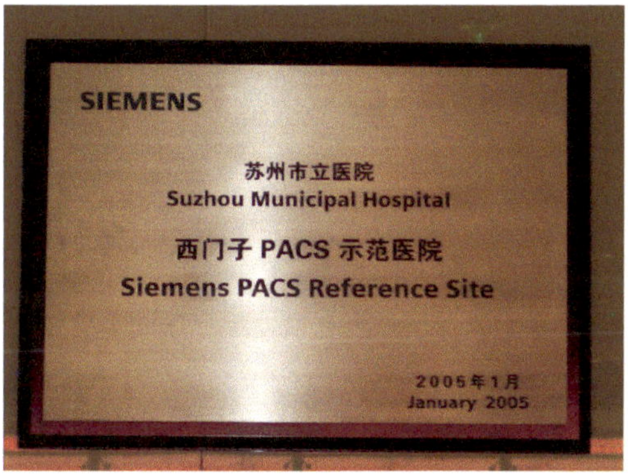

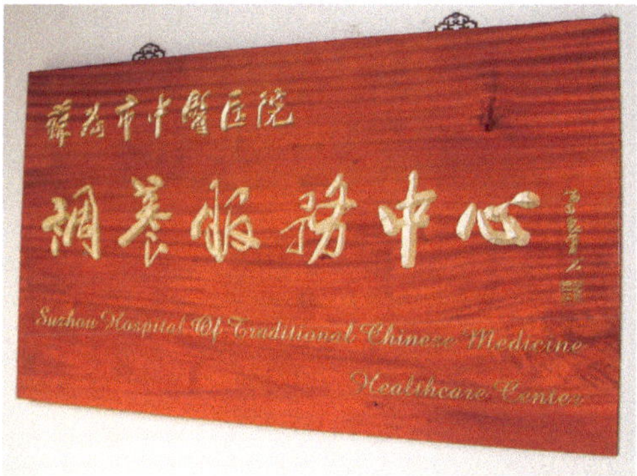

Therapeutische Herangehensweise West - Ost

Der Zugang der **westlichen Schulmedizin** erfolgt primär über Diagnostik und Therapie organischer, struktureller Erkrankungen

Die Modelle der **traditionellen chinesischen Medizin** erfassen primär

- Energetische Mangelzustände
- Energetische Dysbalancen
- Störungen des Energieflusses

➔ Komplementäre Therapiemöglichkeiten durch unterschiedliche Herangehensweisen

Kochrezeptakupunktur versus Chinesische Medizin

Die Behandlung einfacher, lokaler Störungen (z. B. akute Lumbalgie) ist meist mit Hilfe standardisierter Akupunkturkombinationen gut möglich

Schwer fassbare, komplexe Beschwerdebilder erfordern eine exakte Erfassung und Bewertung der Symptome im Kontext des Gesamtbildes, der Konstitution und der schulmedizinischen Diagnose

Komplexe Krankheitsbilder und Erschöpfungszustände beruhen auf einen dynamischen Zusammenspiel von Yin und Yang, Grundsubstanzen, Organfunktionskreisen, sowie inneren und äußeren Störfaktoren

Syndromnetzwerke (nach Wühr)

Syndrome der Chinesischen Medizin:

- ermöglichen das Erfassen komplexer Symptomkonstellationen
- gehen fließend ineinander über
- beeinflussen sich gegenseitig
- beruhen auf Konstitution und krankmachenden Einflüssen

- Diese Zusammenhänge können als Netzwerke dargestellt werden

Beispiel ➔ Netzwerk Herzsyndrome S. 130

Konzept dieses Arbeitsskriptes

Eine Behandlung von Erschöpfungszuständen und psychosomatischen Beschwerdebildern mit fixen Behandlungsschemata ist – auch in der chinesischen Medizin – nur unzureichend möglich

Dieses Arbeitsskript ist eine Anleitung:

- zum Verständnis der chinesischen Sichtweise von Erkrankungen
- zur Analyse von Beschwerdebildern nach den Regeln der TCM
- zur Erarbeitung einer Syndromdiagnose, Schritt für Schritt
- zum Aufbau eines Behandlungsplanes unter Einbeziehung verschiedener Therapieformen der Chinesischen Medizin

Anleitung praktisches Arbeiten mit diesem Skript ➔ S. 17

Behandlung von „Blättern und Wurzeln" mit TCM

- Schema-Behandlung von
  - Orthopädischen Krankheiten nach festen Therapieschemata
  - Kopfschmerzbehandlung nach Schmerzlokalisation

➔ Akupunktur von Lokalpunkten und nach dem Meridianmodell
➔ Moxibustion,
➔ Schröpfen, Tapes
➔ Infrarot-Wärmelampe
➔ Schonung

- Syndrom-Behandlung von
  - Chronischen, tiefgreifenden und komplexen Störungen
  - Kopfschmerzen nach Syndromen
  - Erschöpfungszuständen und psychosomatischen Beschwerdebildern
  - Komplementäre Behandlung von schweren Organerkrankungen

➔ Akupunktur, Moxibustion
➔ Kräuterheilkunde / Diätetik
➔ Lebensstil
➔ Psychotherapie

1.2 Drei Eingangsbeispiele

Eingangsbeispiel 1: akute Dorsalgie

- Mann, 35 Jahre
- Verwaltungsbeamter
- Heftige, therapieresistente Lumbalgie seit 10 Tagen nach Wohnungsumzug
- Keine neurologischen Ausfälle
- LWS-CT unauffällig
- Muskulärer Hartspann
- Lokale Kälte unangenehm
- Lokale Wärme lindert passager
- Gute Energie
- Keine schweren Vorerkrankungen
- Magenbeschwerden auf NSAR

➔ Behandlung hier mit fixem Therapieschema gut möglich

- Akupunktur: Dü3, Gb34, Ni3, Bl23, Bl52, Bl25, Bl40
- Schröpfen
- Infrarot-Wärmelampe

Eingangsbeispiel 2: Dorsalgie und Erschöpfung Therapie → S. 75

- Frau, 35 Jahre
- Grundschullehrerein
- Drei Kinder
- Lumbalgie seit Wochen
- Schmerz ziehend, dumpf
- Palpitationen
- Belastungsdyspnoe
- Müdigkeit, Mattigkeit
- Gesichtsblässe
- Friert generell
- Psychische Erschöpfung
- Insomnie, Unruhe
- Ödemneigung
- Dünner Stuhl morgens
- Meteorismus
- Schweißneigung tags
- Zunge: blass, geschwollen
- Puls: tief und schwach

Eingangsbeispiel 3 : Dorsalgie und Erschöpfung Therapie → S. 93

- Älterer Mensch
- Psychische Überlastung
- Chronische Rückenschmerzen
- Erschöpfung / Schwäche
- Ein- und Durchschlafstörungen
- Viele Träume
- Hitze Abends / Nachts (Füße, Hände, Decolette`)
- Nachtschweiß
- Rote Wangen
- Palpitationen
- Unruhe / Nervosität
- Ängste
- Vergesslichkeit
- Konzentrationsstörungen
- Trockene Schleimhäute
- Trockener Stuhl / Obstipation
- Puls: dünn, schnell
- Zunge: klein, Spitze rot, wenig trockener Belag

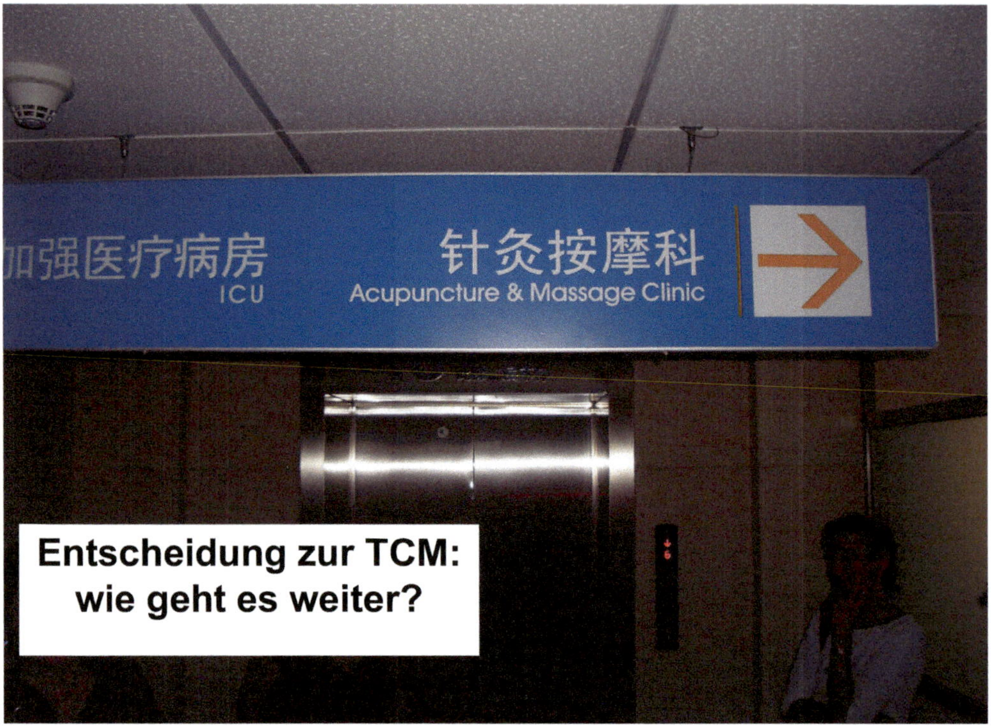
加强医疗病房
ICU
针灸按摩科
Acupuncture & Massage Clinic
Entscheidung zur TCM:
wie geht es weiter?

2 Chinesische Syndromdiagnose in sieben Stufen

Chinesische Syndromdiagnose in sieben Stufen

eine Anleitung

Vor der Behandlung mit Chinesischer Medizin...

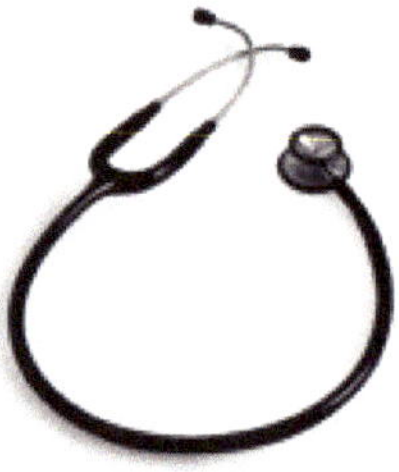

...erfolgt immer eine Abklärung nach den Gesichtspunkten der modernen Schulmedizin !

Die vier diagnostischen Methoden

- **Befragung**
  - Anamnese
- **Sehen**
  - Inspektion
  - Zungendiagnostik
- **Betasten**
  - Schmerzhafte Punkte
  - Pulsdiagnostik
- **Hören und Riechen**

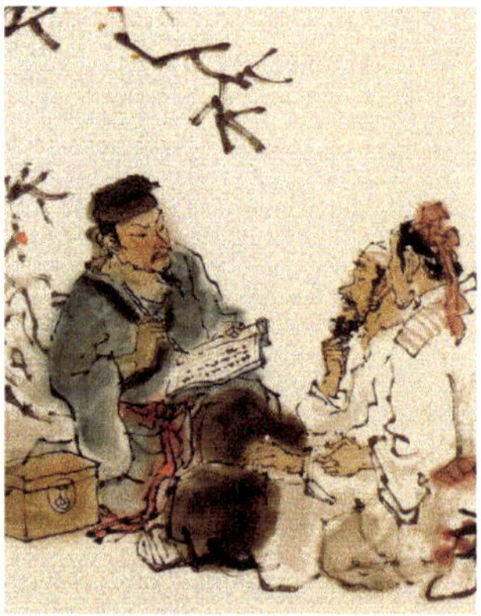

© Dr. Michael Rupprecht 2024

Praktisches Arbeiten mit diesem Skript

Erstellung von Syndromdiagnose und Therapieplan entsprechend folgendem Ablauf:

1. Dokumentation
   - Umfassende und systematische Dokumentation der Symptome, Befunde und Konstitutionsmerkmale mit Hilfe des Anamnesebogens ➔ S. 131
2. Erstellung einer Syndromdiagnose in 7 Schritten
   - Analyse der Symptomatik und Konstitution durch Abgleich entsprechend den 7 Stufen der Symptomdiagnostik, Schritt für Schritt ➔ S. 17 bis 48 und S. 64
3. Formulierung eines Therapiezieles: 4. Seite Anamnesebogen ➔ S. 134
4. Erstellung eines Therapieplanes
   - Therapieprinzipien und Therapiemodule Akupunktur ➔ S. 49 bis 63
   - Generelle Therapieregeln ➔ S. 65
   - Kräuterrezepturen ➔ S. 123
   - Aufbau eines Therapieschemas: Beispiel ➔ S. 67
5. Erweiterte Therapieanleitungen anhand weiterführender Literatur
   - Literaturverzeichnis Syndromdifferenzierung und Therapie ➔ S. 64

Sieben Stufen der Syndromdiagnose (nach Wühr)

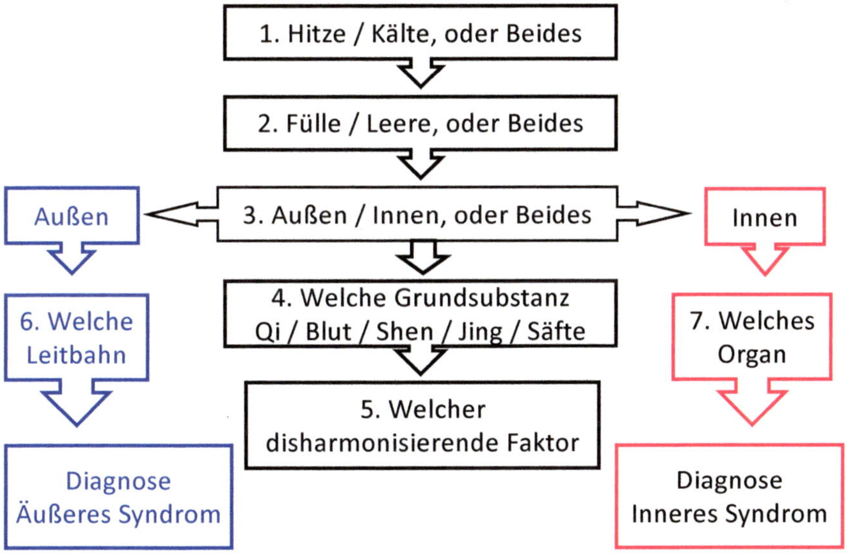

Die acht diagnostischen Leitkriterien (Bagang)

Yang	Yin
Hitze (Re)	Kälte (Han)
Fülle (Shi)	Leere (Xu)
Außen (Biao)	Innen (Li)

- entsprechen den **ersten drei diagnostischen Schritten**
- stellen **allgemeine Beschreibungen** von Disharmonien dar

2.1 Hitze/Kälte

Stufe 1 : Hitze / Kälte, oder Beides Therapie → S. 49

- **Hitze-Syndrom** = relatives Überwiegen des Yang
- **Kälte-Syndrom** = relatives Überwiegen des Yin
- Möglich sind:
  - **Fülle-Hitze und Leere-Hitze** → S. 21
  - **Fülle-Kälte und Leere-Kälte** → S. 21

Leitsymptome Hitze / Kälte

	Hitze-Symptome	Kälte-Symptome
Temperatur-empfinden	Hitzeüberschuss, bevorzugt Kühlung	Neigung zu Frieren, kalte Extremitäten (cave: kalte Extremitäten auch bei Qi-Stagnation möglich)
Temperatur-verhalten	Hitze verschlechtert Kühlung bessert	Kälte verschlechtert Wärme bessert
Temperament	Agil, extrovertiert, aggressiv	Ruhig, introvertiert, bedächtig
Haut/Gesicht	Gerötet, trocken	Blass, feucht
Nahrung	Bevorzugt Kaltes	Bevorzugt Warmes

Leitsymptome Hitze / Kälte

	Hitze-Symptome	Kälte-Symptome
Durst	Viel, Kaltes	Wenig, Warmes
Schmerzen von Muskeln / Gelenken	Hitze/Nässe/Toxine blockieren Qi-Fluß ➔ Heftig, pochend, Hitze, Rötung, Schwellung, Wärme unangenehm, Kühlung oft lindernd (Arthritis, Myositis)	Wind/Kälte/Nässe blockieren Qi-Fluß➔ Heftig, stechend, lokal, tief, Steifigkeit, Kälte unangenehm, Wärme lindert (Arthrose, akuter Schiefhals)

Cave: Muskelschmerzen / Verspannung häufig auch durch Leber-Qi-Stagnation ➔ Stress verschlimmert

Leitsymptome Hitze / Kälte

	Hitze-Symptome	Kälte-Symptome
Stuhl	Fest, Obstipation	Weich, Diarrhoe
cave: Obstipation und Diarrhoe auch bei Leber-Qi-Stagnation und bei Hitze möglich		
Urin	Dunkel, konzentriert, wenig (Säftemangel)	Hell, klar, viel
Sekret	Wenig, trocken, gelb	Viel, wässerig, klar
Zunge	Rot, trocken, gelber, oder fehlender Belag	Groß, blass, nass, heller Belag
Puls	Schnell	Langsam, gespannt

Entscheidendes Kriterium ist die Farbe der Zunge !

Blasse, geschwollene Zunge (Kälte) / Rote, schmale Zunge (Hitze)

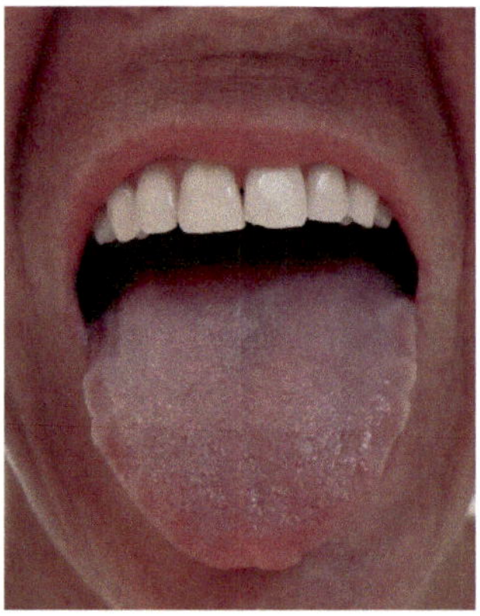

Qi- / Yang-Mangel-Zunge

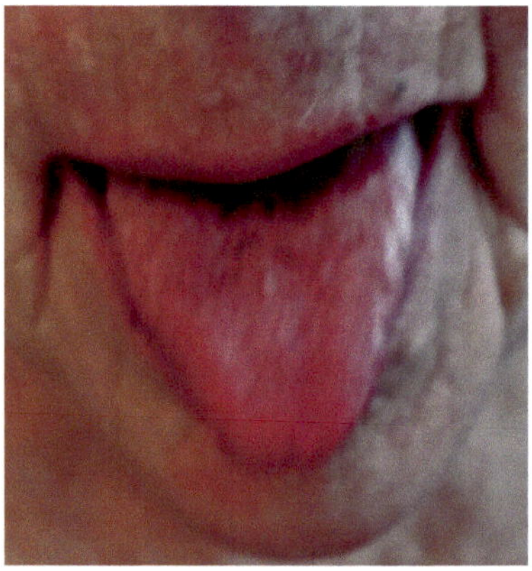

Yin-Mangel-Zunge

Fülle-Hitze / Leere-Hitze Therapie ➔ S. 49

Fülle-Hitze

- Generelle Yang-Fülle

- Hitzegefühl generell
- Hohes Fieber
- Roter Kopf
- Schweißneigung generell
- Starke Unruhe, Erregtheit
- Puls: schnell, kräftig, voll
- Zunge: rot, eher groß, evtl. trocken, Belag gelb
- Therapie: Hitze ausleiten, kühlen

Leere-Hitze

- Relativer Yang-Überschuss durch Yin-Mangel
- Hitzegefühl abends
- Subfebrile Temperaturen
- Gerötete Wangen
- Nachtschweiß / Trockenheit
- Nervöse Unruhe, Insomnie
- Puls: schnell, dünn
- Zunge: rot, trocken, klein wenig / kein Belag
- Therapie: Hitze kühlen durch Tonisieren von Yin, Blut und Körpersäften

Fülle-Kälte / Leere-Kälte Therapie ➔ S. 49

Fülle-Kälte

- Äußere Kälte dringt ein ➔ Yin-Fülle

- Kälte, eher lokal
- Wärme bessert
- Scharfer Schmerz
- Energie eher gut
- Puls: voll, langsam
- Zunge: rosa oder blass
- Therapie: Kälte ausleiten, wärmen

Leere-Kälte

- Schwaches Yang wärmt Körper nicht ➔ Yang-Leere

- Kälte, generell, innen
- Wärme bessert
- Dumpfer Schmerz
- Energie eher schwach
- Puls: dünn, langsam
- Zunge: blass
- Therapie: Inneres wärmen, durch Tonisieren von Yang und Yin

2.2 Fülle/Leere

Stufe 2: Fülle / Leere, oder Beides Therapie → S. 50

- **Yang-Fülle:** Füllezustand → Yang überwiegt normales Yin
  - lebhafte, intensive Symptomatik. Hitze bei hoher Energie
- **Yang-Leere:** Leerezustand → Yin überwiegt schwaches Yang
  - gedämpfte, adyname Symptomatik. Kälte bei geringer Energie
- **Yin-Leere:** Leerezustand → Yang überwiegt schwaches Yin
  - lebhafte, agitierte Symptomatik. Hitze bei geringer Energie
- **Yin-Füllezustand:** Nicht primär pathologisch

Verständnisbeispiel: Yin-Yang Verhältnis

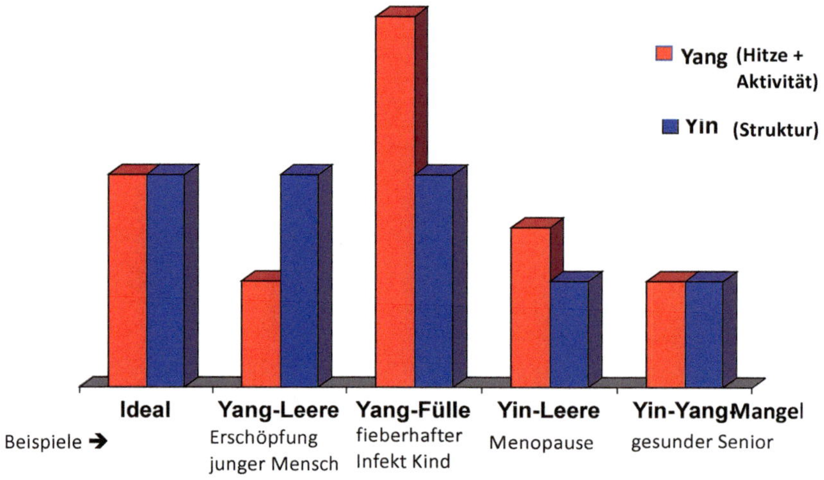

Leitsymptome Fülle / Leere

	Fülle-Symptome	Leere-Symptome
Symptomatik generell	Kraftvoll, heftig, eher akut	Mild, schwach, eher chronisch
Schmerz	Intensiv, hell, akut, Druckdolenz	Dumpf, chronisch, Druck mildert
Konstitution	Kräftig, robust	Schwächlich
Leistungs-fähigkeit	Gut, stark	Gering, erschöpft

Leitsymptome Fülle / Leere

Temperament	Kraftvoll, aktiv, erregbar	Herabgestimmt, adynam,
Psyche bei Yin-Mangel →		Unruhig, nervös, schwach
Verhalten	Aktivität bessert	Ruhe bessert
Stimme	Laut, voll	Leise, schwach
Zunge	Rot + groß oder rosa (normal)	Blass + groß/klein, oder rot + klein
Puls	Voll, kräftig	Dünn, schwach

Entscheidendes Kriterium ist die Pulsqualität !

Differenzierung von Leerezuständen

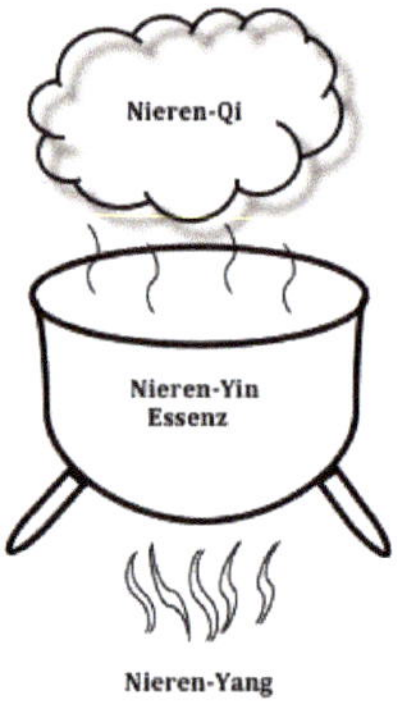

- Erschöpfung beruht letztendlich immer auf Qi-Mangel
- Yang-Mangel: Kälte, Ödeme, Polyurie, Diarrhöe, Adynamie, Zunge: Blass, geschwollen, nass, Belag hell. Puls: Tief, langsam
- Yin-Mangel: Hitze, Trockenheit, wenig dunkler Urin, Obstipation, Unruhe, Zunge: rot, trocken, Belag gelb, dünn, evtl. fehlend. Puls: dünn, schnell

Leitsymptome Leerezustände: Qi-Mangel

Funktionen Qi ➔ S. 29
Therapie ➔ S. 51

- Gesichtsblässe
- Schwäche, Müdigkeit, Erschöpfbarkeit, Lustlosigkeit
- Schwitzen bei Belastung, Kurzatmigkeit
- Verschlimmerung durch Belastung
- Infektanfälligkeit
- Inappetenz, weiche Stühle, Meteorismus
- Gedunsenheit, Ödemneigung
- Puls: schwach, leer
- Zunge: blass, geschwollen, Zahneindrücke, feucht, Belag hell
- O. g. Symptome ➔ Schwäche des Milz-Qi / Lungen-Qi
- Hinzu kommen organspezifische Qi-Mangel-Symptome ➔ S. 31

Leitsymptome Leerezustände: Yang-Leere Therapie ➔ S. 53

- Zu den Qi-Mangelsymptomen kommen deutliche, innere Kältesymptome hinzu ➔ Leere-Kälte ➔ S. 21
- Ausgeprägte „leuchtende" Gesichtsblässe
- Schwäche, adyname Erschöpfung, Lumbalgie, Gonalgie
- Kalte Hände, Füße und Rücken, Neigung zum Frieren
- Verlangen nach warmer Nahrung / Getränken
- Müdigkeit, Libidoverlust, Impotenz
- Pollakisurie, heller Urin, Diarrhoeneigung, Ödeme
- Puls: schwach, tief, langsam
- Zunge: blass, groß, Zahnkerben, feucht, dünner, heller Belag
- Zusätzlich organspezifische Yang-Mangel-Symptome (Mi, Ni, Hz, Ma)

Leitsymptome Leerezustände: Yin-Leere Therapie ➔ S. 54

- Yin-Mangel tritt typischerweise mit Hitze-Symptomen und Trockenheit auf ➔ Leere-Hitze ➔ S. 21
- Schwäche, Erschöpfung, Lumbalgie, Gonalgie
- Gerötete Wangen / Decolette´
- Hitze, Hitzeunverträglichkeit, heiße Hände / Füße
- Wallungen nachmittags, Nachtschweiß
- Trockenheit der Schleimhäute, trockener Stuhl
- Psychische Unruhe, Insomnie, Vergesslichkeit
- Alter, chronische Erkrankungen, Drogen
- Puls: dünn, fadenförmig, schnell
- Zunge: rot, klein, rissig o. glatt. Belag trocken / fehlt
- Zusätzlich organspezifische Yin-Mangel-Symptome (meist Ni, Lu, Hz, Le, Ma)

Leitsymptome Leerezustände: Essenz (Jing) – Mangel

Therapie → S. 55

- Tiefgehende strukturelle Schwäche von Yin und Yang (Niere)
- Nach Ausprägung Yin- oder Yang-Schwäche → Hitze oder Kälte
- Körperliche, mentale und psychische Schwäche
- Wachstums- und Entwicklungsstörungen
- Vorzeitiges Altern
- Infertilität und Potenzstörungen
- Rücken und Kniebeschwerden
- Puls: dünn. Zunge: evtl. klein
- **Ursachen** : konstitutionell, Überarbeitung, Alter, Geburten chronische Erkrankungen, sexuelle Überlastung

→ Jing-Leere-Zustände sind nur schwer zu behandeln!

Leitsymptome Leerezustände: Blut-Leere Therapie → S.56

- Müdigkeit, Muskelschwäche, Erschöpfung
- Stumpfe Blässe, blasse Lippen
- Palpitationen
- Insomnie, Vergesslichkeit, Unruhe
- Parästhesien, Sehschwäche nachts
- Trockene Augen, Lippen, Schleimhäute
- Hypo- oder Amenorrhoe
- Puls: dünn
- Zunge: blass, evtl. dünn
- Meist betroffene Organe: Leber, Herz

2.3 Innen/Außen

Stufe 3 : Innen / Außen oder Beides

Therapie ➔ S. 50

- Körperoberfläche = Außen (Biao) = Yang
- Körperinneres = Innen (Li) = Yin

Merke: Erschöpfungszustände sind immer innere Erkrankungsmuster

Leitkriterien Außen / Innen

	Außen	Innen
Betroffene Strukturen	Haut / Schleimhaut	
	Muskeln / Sehnen	Knochen
	Leitbahnen	Innere Organe / Funktionskreise
Krankheits-beginn	Plötzlich, schnell	Langsam, protrahiert, oder Exazerbation
Verlauf	Akut	Chronisch
Puls	Oberflächlich	Tief

Innen / Außen oder beides

Procedere des weiteren diagnostischen Vorgehens :

- Wenn äußeres Syndrom → Welche Leitbahn ? (Stufe 6)
- Wenn inneres Syndrom → Welches Organ ? (Stufe 7)
- Häufig liegen äußeres <u>und</u> inneres Syndrom vor.
  → Leitbahn + Grundsubstanz + Organ behandeln

Sieben Stufen der Syndromdiagnose (nach Wühr)

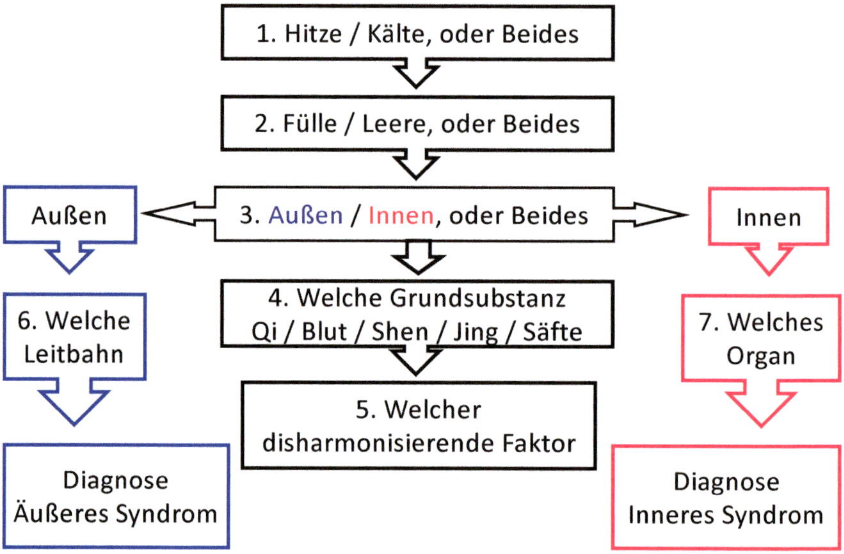

2.4 Dysfunktionen der Grundsubstanzen

Stufe 4 : Dysfunktionen der Grundsubstanzen

Die fünf Grundsubstanzen :

- Qi
- Blut (Xue)
- Essenz (Jing)
- Geist (Shen)
- Körpersäfte (Jinye)

Liegt eine Störung der Grundsubstanzen vor?

Funktionen des Qi

- Qi beschreibt die dynamische Energie als Grundlage aller Veränderung und Bewegung im gesamten Universum
- Qi ist die „ **Lebensenergie** „ hinter den dynamischen und aktiven Funktionen des Körpers
- Qi ist in ständiger Wandlung zwischen materiellem und energetischem Aspekt
- Qi speist sich aus mehreren Quellen
  - Pränatales Jing-Qi: Essenz der Niere
  - Postnatales Qi: Atem-Qi und Nahrungs-Qi
- Qi muss ständig neu aufgefüllt werden

Funktionen des Qi

- Qi **erwärmt** den Körper und versorgt ihn mit **Energie**
- Qi **zirkuliert frei** und ungehindert in **ausreichender Menge** zusammen **mit dem Blut** durch die Meridiane
- Qi schützt den Körper gegen äußere pathogene Faktoren (**Körperabwehr**)
- Qi beschreibt die **Funktionen** des Organismus und **der Organe**
- **Krankheiten** beruhen zumeist auf einem Mangel oder einer Störung des Qi – Flusses
- **Qi-Arten** : Ursprungs-, Atmungs-, Abwehr-, Nähr-, Leitbahn-Qi, Qi der einzelnen Organe

Dysfunktionen Grundsubstanzen: Qi-Mangel Therapie → S. 51

- Gesichtsblässe
- Schwäche, Müdigkeit, Erschöpfbarkeit, Lustlosigkeit
- Schwitzen bei Belastung, Kurzatmigkeit
- Verschlimmerung durch Belastung
- Infektanfälligkeit
- Inappetenz, weiche Stühle, Meteorismus
- Gedunsenheit, Ödemneigung
- Puls: schwach, leer
- Zunge: blass, geschwollen, Zahneindrücke, feucht, Belag hell
- O. g. Symptome → Schwäche des Milz-Qi / Lungen-Qi
- Hinzu kommen organspezifische Qi-Mangel-Symptome

Ursachen des Qi-Mangels

- Chronische körperliche / geistige Überlastung
- Anhaltende Qi-Stagnation
- Diätfehler: zu wenig, zu schlecht, zu kalt, zu unregelmäßig
- Konstitutionelle Verdauungsschwäche (Milz-Qi)
- Chronische Erkrankungen, Rekonvaleszenz
- Nieren-Essenz-Mangel: konstitutionell oder erworben
- Geburten, ausschweifendes Sexualleben
- Alter
- Betroffene Organe: Milz, Niere, Lunge, Herz, Magen

Organspezifische Qi-Mangel-Symptome

Entsprechend den Organfunktionen TCM-Organe → S. 43

- **Herz** : Palpitationen, Arrhythmie, Insomnie,
- **Lunge** : Belastungsdyspnoe, Schwitzen, Infektneigung
- **Milz** : Erschöpfung, Verdauungsschwäche, Diarrhoe, Inappetenz, Meteorismus, Muskelatrophie, Ödeme
- **Niere** : Erschöpfung, Schwäche, Lumbalgie, Gonalgie, Libidoverlust, Impotenz, Polyurie, Inkontinenz
- **Magen** : Oberbauchbeschwerden, Inappetenz,
- **Leber** : Qi-Mangel ist hier nicht relevant. Klinisch bedeutend ist Leber-Qi-Stagnation

Dysfunktionen Grundsubstanzen: Qi-Stagnation

Therapie ➔ S. 52

TCM-Definition Schmerz:

➔ Schmerz ist **gestörter Fluss von Qi** oder/und **Blut**

- **Schmerzen** beruhen letztendlich auf einer Störung des Qi-Flusses / seltener auch auf Blut-Stagnation
- Gestörter Qi-Fluss kann auf **Fülle-**, oder **Leere**-Zustand beruhen
- Störung des Qi-Flusses durch Vielzahl von Ursachen

Schmerz: gestörter Qi-Fluss ➔ Qi-Stagnation

Stagnation: (Fülle-Zustand),

➔ vorhandenenes Qi ist am Fluss gehindert / blockiert

Stärkere, heftige Schmerzen, Verspannung, Thorax-Beklemmung, epigatrische Beschwerden, Frustration, Erschöpfung. Puls: gespannt. Zunge: Ränder gerötet, aufgerollt

Therapie: Qi bewegen. Schwerpunkt Akupunktur, Sport

Leere: (Leere-Zustand)

➔ verminderter Qi-Fluss durch Qi-Mangel

Mildere, dumpfe Schmerzen, Blässe, Müdigkeit, Erschöpfung, Lustlosigkeit, Kurzatmigkeit, Palpitationen, Inappetenz. Puls: schwach. Zunge: blass, geschwollen

Therapie: Qi auffüllen. Schwerpunkt Moxibustion, Kräutertherapie, Diätetik Schonung, leichte Bewegung

Psychische Dimension der Qi-Stagnation Therapie → S. 52/58

- **Meridianebene:** Stagnation des Qi in den Leitbahnen
  → **Füllezustand:** Schmerz / Verspannung
- Stress verschlimmert
- Bewegung / Ausgleichstraining / Entspannung bessert

- **Organebene:** meist Leber-Qi-Stagnation
- Frustration, Wut, depressive Verstimmung, Erschöpfung
- Thoraxenge, Verdauungsstörungen, Verspannungen
- Verschlechterung durch Stress. Bewegung bessert
- Puls: saitenförmig. Zunge: evtl. rote Zungenränder
- Mögliche Entwicklung: Leber-Qi-Stagnation
  → aufsteigendes Leber-Yang → Leber-Feuer → Leber-Wind

Funktionen des Blutes (Xue)

- Blut **zirkuliert** zusammen mit dem Qi in den Leitbahnen
- Es **nährt, befeuchtet** und **kühlt** den Körper und ist Grundlage der Aktivität der Organe und Gewebe
- Bildung und Zirkulation des Blutes ist **abhängig vom Qi**
- Bildung und Verteilung des Qi ist **abhängig vom Blut**
- Blut ist die materielle Grundlage des Shen

Dysfunktionen Grundsubstanzen: Blut-Leere Therapie → S. 56

- Schwäche der **Nähr- und Befeuchtungsfunktion** des **Blutes**
- **Ursachen:** Blutverlust, Mangelernährung (roh, kalt), Milz-Qi-Mangel, lange körperliche, seelische Überlastung,
- **Symptome:**
- Müdigkeit, Muskelschwäche, Erschöpfung, Palpitationen
- Stumpfe Blässe, blasse Lippen
- Insomnie, Vergesslichkeit, Unruhe
- Taubheit, Parästhesien der Extremitäten
- Verschwommenes Sehen, Sehschwäche nachts
- Trockene Augen, Lippen, Schleimhäute
- Hypo- oder Amenorrhoe
- Puls: dünn. Zunge: blass, evtl. dünn
- Meist betroffene Organe: Leber, Herz, Milz

Dysfunktionen Grundsubstanzen: Blutstagnation

- **Behinderung des Blutflusses → Schmerz**
- Schmerz umschrieben, fix lokalisiert,
- intensiver und heftiger als bei Schmerz durch alleinige Qi-Stagnation

- Blut-Stase meist zusammen mit Qi-Stagnation
- Oft **nach Trauma**
- Puls: saitenförmig, evtl. rau
- Zunge: bläulich, livide
- Schmerzen sehr therapieresistent!

Therapie im Skript nicht aufgeführt

Funktionen der Essenz (Jing)

- Angeborene **konstitutionelle Energie**
- Das Ursprungs–Jing wird als **Konstitutionsfaktor** von den Eltern **ererbt** und **in der Niere** gespeichert. Es nimmt im Laufe des Lebens ab und kann **nicht regeneriert** werden
- Das erworbene Jing wird aus der Nahrung gebildet und ergänzt das Ursprungs –Jing. Stärkt das Ursprungs-Jing
- Jing ist die **materielle Grundlage von**
  - Konstitution
  - Fortpflanzung
  - Wachstum, Entwicklung und Alterung
  - Mentaler Funktion (Shen)

Dysfunktionen Grundsubstanzen: Essenz (Jing) – Mangel

Therapie → S. 55

- **Ursachen** : konstitutionell, Überarbeitung, Alter, Geburten chronische Erkrankungen, sexuelle Überlastung

Symptome:

- Tiefgehende strukturelle Schwäche von Yin und Yang (Niere)
- Nach Ausprägung Yin- oder Yang-Schwäche → Hitze oder Kälte
- Körperliche, mentale und psychische Schwäche
- Wachstums- und Entwicklungsstörungen
- Vorzeitiges Altern
- Infertilität und Potenzstörungen
- Rücken und Kniebeschwerden
- Puls: dünn. Zunge: evtl. klein

→Jing-Leere-Zustände sind nur schwer zu behandeln!

Funktionen des Geistes (Shen)

- **Shen (Geist)** ist als **Aspekt des Qi** verantwortlich für:
  - Bewusstsein und Emotionen
  - Wahrnehmung und Erkenntnis
  - Gedächtnis und Konzentration
  - Intelligenz und Vitalität
  - Schlafen und Wachen
- Steht im intensiven Bezug zum Herzen
- Zeigt sich in den Augen
- Seine Funktion beruht auf der Essenz (Jing), der Funktion von Milz und Niere, des Qi und des Blutes

Dysfunktionen Grundsubstanzen: Störungen des Shen

Therapie → S. 58

Psychische / seelische Störungen verschiedenster Art

- Bewusstseinsstörungen
- Emotionale Störungen
- Gedächtnis- und Konzentrationsstörungen
- Schlafstörungen
- Neurosen und Psychosen

Meist ist Organfunktionskreis **Herz** (Sitz des Shen) betroffen

Mitbeteiligt sind immer verschiedenste **Fülle-Leere-Stagnations-Zuständen** von **Grundsubstanzen**, sowie **Organsyndrome** (Hz, Le, Ni, Mi, Lu)

Funktionen der Körpersäfte (Jinye)

- Alle **Flüssigkeiten des Körpers** mit Ausnahme des Blutes
- Bestandteil des **Yin**
- Werden von der **Milz** aus der Nahrung extrahiert, transformiert und verteilt
- Speichel, Tränen, Schweiß, Verdauungssäfte, Synovia
- Ernähren und befeuchten die Körpergewebe
- Bilden den Urin
- Stehen im Zusammenhang mit Blut

Dysfunktionen Grundsubstanzen: Körpersäfte (Jinye)

- **Trockenheit** ➔ **Leere-Zustand** der Körpersäfte

Therapie ➔ S. 57

- **Ursachen:**
- Verluste: Schwitzen, Erbrechen, Diarrhoe, Drogen
- Anhaltende Hitzezustände: **Yang-Fülle** ➔ **Yin-Mangel**
- **Yin-Mangel-Zustände:** bevorzugt Lu / Le / Hz / Ni
- Trockenheit auch im Rahmen von **Blut-Mangel**
- Mangelnde Umwandlung aus der Nahrung (Milz / Magen)

- Symptome: Durst, Exsiccose, trockene Schleimhäute, trockene Haut, trockener Stuhl, konzentrierter Urin
  Zunge: rot, rissig, wenig trockener Belag. Puls: dünn

Dysfunktionen Körpersubstanzen: Körpersäfte (Jinye)

- **Nässe-Ansammlung ➔ Ödeme, Gedunsenheit** Therapie ➔ S. 59

- Meist **Milz-Qi-Mangel** (auch Nieren-Yang-Mangel)
- Überlastung der Milz durch übermäßige, kalte, Nässe fördernde Ernährung

Fülle-Leere-Zustand

- **Symptomatik: Füllezustand** ➔ Ödeme, Schwellungen, allgemeines Schweregefühl, Völlegefühl, Übelkeit
- **Organebene: Leerezustand** ➔ mangelnde Transformationsfunktion behindert Verteilung und Ausscheidung

- Anhaltende Nässe-Stagnation führt zu Schleimbildung

Nässe-Schleim (Tan)

Therapie ➔ S. 59

- Ansammlung von **Nässe und Schleim ➔ Füllezustand**
- Allgemeine Schwere, Gedunsenheit, Völlegefühl, Erbrechen, Konzentrationsstörungen, Schwindel
- Dumpfer Stirn-Kopfdruck mit Schweregefühl („Kater“), Benommenheit, Phlegma
- Vermehrt morgens
- Schlimmer durch kalte, minderwertige Ernährung
- Zunge: blass, geschwollen, Belag dick, klebrig, nass
- Puls: schlüpfrig, schwach
- Ursache: **Milz-Qi-Schwäche ➔ Leerezustand ➔** führt zu Nässeansammlung ➔ kondensiert zu Schleim

Schleim-Symptome im Bezug auf Organe / Körpergewebe

Lunge / Atemwege	Schleimiger Auswurf
Haut	Subkutane Knoten, Fibrome, Lipome, Lympome, Struma
Milz	Adipositas
Niere	Steine
Galle	Steine
Herz	Palpitation, Verwirrtheit, Schlafstörung
Magen	Epigastrische Enge, schleimiges Erbrechen
Leitbahnen	Parästhesien, Paresen, Apoplex, Epilepsie

Sieben Stufen der Syndromdiagnose (nach Wühr)

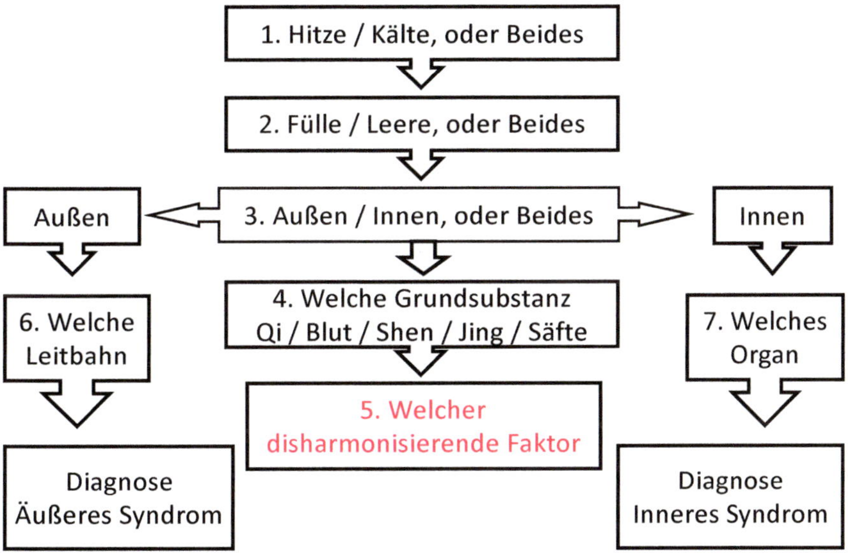

2.5 Disharmonisierende Faktoren

Stufe 5: Disharmonisierende Faktoren

Äußere disharmonisierende Faktoren

In den Körper eindringende Klimafaktoren

- Wind
- Hitze
- Kälte
- Nässe
- Trockenheit
- Sommerhitze

Es sind auch Einflüsse gemeint, die gleiche Symptome verursachen (Infekte, Klimaanlage)

➔ Dieses TCM-Modell wird überwiegende verwendet zur Behandlung von Infektionskrankheiten und Bi-Syndromen

Stufe 5: Innere disharmonisierende Faktoren

Emotionen haben Bezug zu inneren Organen

Äußere Faktoren	Innere Faktoren	Funktionskreis
Wind	Wut, Zorn, Ärger	**Leber**, Gallenblase
Hitze	Erregung, Agitiertheit	**Herz**, Dünndarm
Nässe	Grübeln, Sorge,	**Milz**, Magen
Trockenheit	Kummer, Trauer	**Lunge**, Dickdarm
Kälte	Angst, Schrecken	**Niere**, Blase

Stufe 5: Sonstige disharmonisierende Faktoren

- Konstitutionelle Schwäche: Jing-Mangel
- Hohes Alter: Jing-Mangel
- Ernährungsfehler / Fasten
- Chronische Erkrankungen
- Körperliche / geistige Überforderung
- Körperliche / geistige Unterforderung
- Übermäßige sexuelle Aktivität
- Blutverlust
- Rauchen
- Intoxikationen

Sieben Stufen der Syndromdiagnose (nach Wühr)

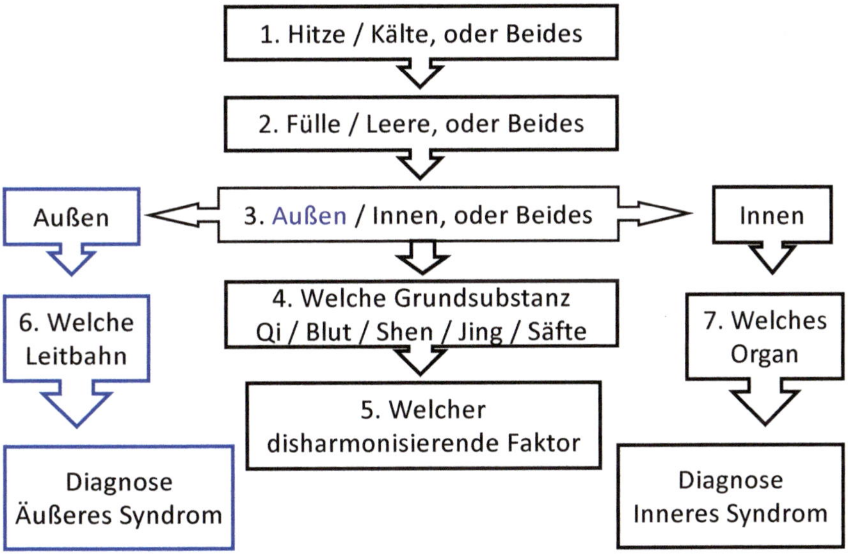

2.6 Meridiane

Stufe 6: Meridiane ➔ Zuordnung nach Beschwerde-Lokalisation

Meridianachsen / Leitbahnen

Yangming	Dickdarm	Magen
Shaoyang	3-Erwärmer	Gallenblase
Taiyang	Dünndarm	Blase
Taiyin	Lunge	Milz
Jueyin	Perikard	Leber
Shaoyin	Herz	Niere

Das Meridianmodell dient bevorzugt zur Behandlung äußerer Schmerz-Erkrankung

Stufe 6: Meridiane

Außen-Innen-Koppelung

Lunge / Taiyin	Dickdarm / Yangming
Milz / Taiyin	Magen / Yangming
Herz / Shaoyin	Dünndarm / Taiyang
Niere / Shaoyin	Blase / Taiyang
Perikard / Jueyin	3-Erwärmer / Shaoyang
Leber / Jueyin	Gallenblase / Shaoyang

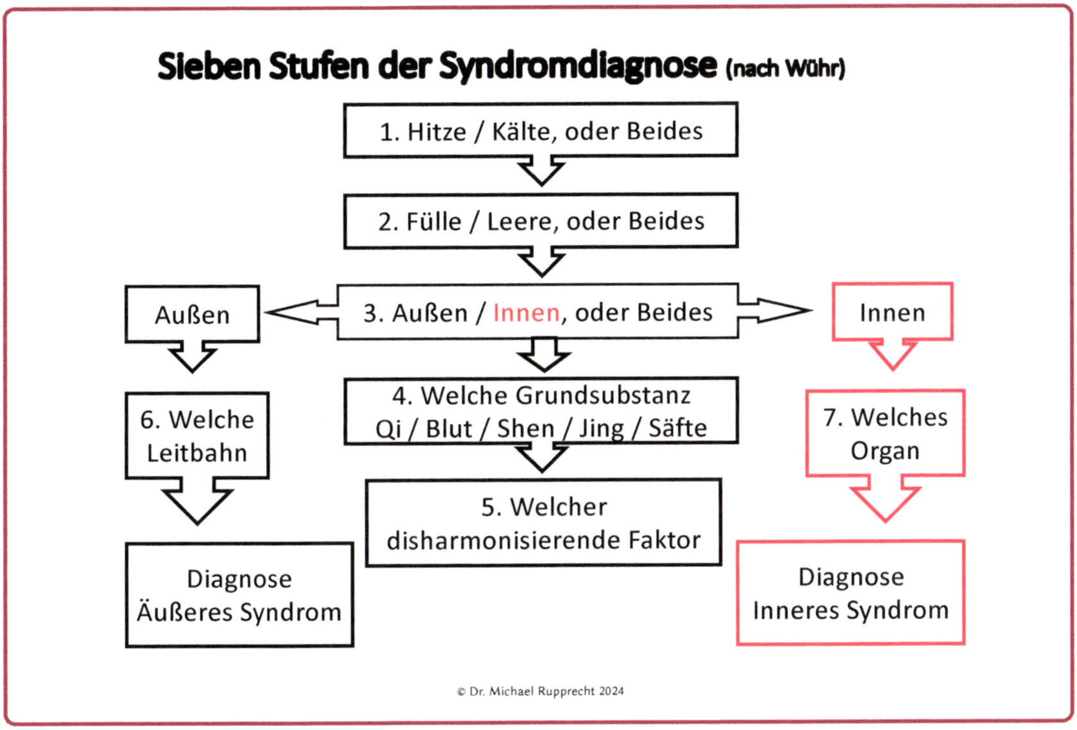

2.7 Organe

Stufe 7: Die Organe

- **Innere Syndrome sind inneren Organen zugeordnet**
- Unter „ Organ „ versteht man eine funktionelle Einheit
- Innere Organe haben :
  - Spezifische Funktionen
  - Spezifische Leitsymptome
  - Spezifische schädigende Faktoren

Leitkriterien Yin-Organe: Leber

Akupunkturpunkte → S. 60

→ reguliert harmonischen Qi-Fluss, Blutspeicher
→ Entschlossenheit, Durchsetzungskraft, Geschmeidigkeit
→ Wichtigste Fehlfunktion: Leber-Qi-Stagnation

- Wut, Stressanfälligkeit, emotionale Unausgeglichenheit, Reizbarkeit, Erschöpfungszustände, Muskelverspannung
- Globusgefühl, Bruxismus, Thoraxbeklemmung, Schwindel
- Oberbauchbeschwerden rechtsseitig, Obstipation ⇔ Diarrhoe
- Beeinflussung anderer Organe: Mi / Ma / Hz
- Menstruationsstörungen, PMS, Schläfen-, Scheitel-Cephalgie
- Augensymptome, neurologische Symptome, laute Stimme
- Zunge: roter Zungenrand + Puls: saitenförmig bei Stagnation
- ↓ : Stress, Ärger, heiße, scharfe Nahrung, Alkohol

Leitkriterien Yin-Organe: Niere

Akupunkturpunkte → S. 60

→ speichert angeborene Essenz/Jing, Energiespeicher, Quelle von Yin/Yang/Qi, regelt Wasserhaushalt
→ Willenskraft, Fortpflanzung, Alterung, Konstitution
→ Fehlfunktionen: Qi-, Yang-, Yin-, Jing-Mangel

- Schwäche, Erschöpfung, Angstzustände
- Lumbalgien, kalter Rücken, schwache Knie
- Miktionsstörungen, Impotenz, Fertilitätsstörungen
- Beeinflussung anderer Organe: Hz, Mi, Le, Lu
- Wachstums-, Entwicklungsstörung, vorzeitiges Altern
- Knochenerkrankungen, Erkrankungen der Ohren
- Puls: tief, dünn, schwach. Zunge: entsprechend Syndrom
- ↓ : Überarbeitung, chron. Erkrankungen, Angst, Kälte, kalte Ernährung, sexuelle Überlastung, Geburten, Alter, Drogen

Leitkriterien Yin-Organe: Herz Akupunkturpunkte → S. 61

→ regiert das Blut, beherbergt das Shen, Blutzirkulation

→ Bewusstsein, geistig-, seelische Funktionen, Schlaf

- Palpitationen, Rhythmusstörungen, thorakale Enge
- Schlafstörungen, Agitiertheit, Übererregung
- Erschöpfung, Vergesslichkeit, Konzentrationsmangel
- Psychisch-, psychotische Symptome. Organ-Kombinationen: Hz+Ni-Yin-Mangel, Hz-Blut+Milz-Qi-Mangel, Le attackiert Hz
- Puls: Arrhythmien. Zunge: Veränderungen Zungenspitze
- ↓ : Qi-, Yang-, Yin-, Blut-Mangel, geistige Überarbeitung, Stress, Schlafmangel, chronische Erkrankungen, heiße, fette Nahrung, Drogen, Alkohol, Blutverlust

Leitkriterien Yin-Organe: Lunge Akupunkturpunkte → S. 61

→ergänzt Qi durch Aufnahme aus der Luft. Verteilt Qi im Körper. Kontaktfläche zur Umwelt. Reguliert Wasser

→Kontrolliert Atmung, Haut, Schweiß, Immunabwehr

- Atemwegsinfekte, Husten, Niesen, Infektneigung
- Dyspnoe, Schweißneigung, thorakale Enge (Qi-Stagnation)
- Melancholie, Trauer, leise Stimme
- Organ- Kombination: Lu+Mi-Qi-Mangel: Erschöpfung, Verschleimung der Atemwege

Puls: meist schwach, dünn. Zunge: entsprechend Syndrom

- ↓: Konstitutionelle Schwäche, Nikotinabusus, Trauer äußere pathogene Faktoren, Wind, Trockenheit

Leitkriterien Yin-Organe: Milz

Akupunkturpunkte → S. 62

→ Umwandlung und Transport des Nahrungs-Qi, ergänzt Qi / Blut aus Nahrung, nährt Muskeln und Denkfunktion

→ Transformiert Flüssigkeiten → Verdauungsfunktion

→ Hält Blut in den Gefäßen

- Diarrhoe, Meteorismus, Inappetenz, Verdauungsstörung
- Blässe, Müdigkeit, Erschöpfung, Muskelschwäche, Anorexie
- Gedunsenheit, Ödemneigung, Schweregefühl, Schleimbildung
- Grübeln, Lern-, Konzentrations-, Gedächtnisstörung
- Organkombinationen: Lu+Mi-Qi-Mangel, Mi-Ni-Yang-Mangel, Hz-Blut+Mi-Qi-Mangel, Mi-Qi+Le-Blut-Mangel
- Zunge: geschwollen, blass, Zahneindrücke. Puls: dünn
- ⬇: Kälte, Nässe. Fette, kalte, rohe Nahrung, Überessen, Fasten, Über- und Unterforderung, anhaltendes Grübeln

Leitkriterien Yang-Organe

Akupunkturpunkte → S. 62 / 63

- **Magen:**
- Epigastrische Beschwerden
- Übelkeit, Aufstoßen, Erbrechen
- ⬇: Ernährungsfehler, Sorgen, Frustration

- **Dünndarm:**
- Bauchschmerzen ohne Diarrhoe
- Borborygmi, Blähungen
- ⬇: rohe / kalte / heiße / fette Nahrung, Alkohol, Angst

Leitkriterien Yang-Organe

Akupunkturpunkte → S. 63

- **Dickdarm:**

- Bauchschmerzen mit Diarrhoe
- Obstipation
- ↓: rohe / kalte / heiße / fette Nahrung, Alkohol, Trauer

- **Gallenblase:**

- Rechtsseitige Oberbauchkoliken
- Ikterus
- Unentschlossenheit, Ängstlichkeit
- ↓: Wut, Zorn, Ärger

Leitkriterien Yang-Organe

Akupunkturpunkte → S. 63

- **Blase:**

- Miktionsstörungen
- ↓: Äußere Nässe-Kälte, äußere Nässe-Hitze,

  Angst

Akupunkturbehandlung
Seidenstickerei
Suzhou, 16. Jahrhundert

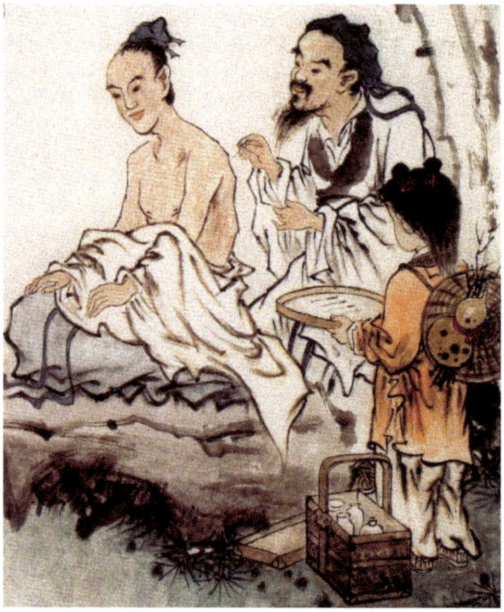

3 Therapiemodule

Therapieprinzipien bei Hitze / Kälte-Zuständen

Fülle-Hitze (Yang-Fülle-Zustand)
- Hitze ausleiten
- Kühlende Rezeptur
- Kühlende Diät
- Erhitzende Nahrung, Drogen, Reize meiden
- Bewegung, Sport

Fülle-Kälte (Yin-Fülle-Zustand)
- Eingedrungene Kälte ausleiten
- Qi,– und Blutfluss anregen
- Lokal wärmen, Moxibustion, Infrarotlampe

Leere-Hitze (Yin-Leere-Zustand)
- Yin tonisieren (Niere)
- Yin-tonisierende, kühlende Rezeptur
- Yin-tonisierende, kühlende Diät
- Erhitzende Nahrung, Drogen, Reize meiden
- Hitze sanft ausleiten
- Schonung, leichte Bewegung

Leere-Kälte (Yang-Mangel-Zustand)
- Yang tonisieren und wärmen (Niere)
- Moxibustion, Infrarotlampe
- Yang tonisierende, wärmende Rezeptur
- Yang tonisierende, wärmende Diät
- Kühlende Nahrung, Drogen, Reize meiden
- Schonung, leichte Bewegung

Therapieprinzipien bei Fülle- / Leere-Zuständen

Ausgleichen von Leere-Zuständen durch

➔ Tonisieren / Nähren was schwach ist

- Beispiele für Vorgehensweisen:
  - Qi stärken / Yang stärken / Yin nähren / Blut nähren
  - Qi stärken + Blut nähren
  - Yang stärken + Yin nähren
  - Schwaches stärken + Pathologisches ausleiten (z. B. Yin nähren + Hitze ausleiten)
  - Schwäche einzelner Organsysteme einbeziehen: Mi / Ni / Lu / Hz / Ma

➔ Bei Schwäche der Mitte (Mi / Ma) diese bevorzugt stärken

➔ Bei gleichzeitiger Qi-Stagnation oder Füllezustand

- Stagnation beseitigen, Fülle-Zustand ausleiten und Leere auffüllen (z. B. Qi-Stagnation bewegen Hitze ausleiten, und Qi + Blut tonisieren)

Therapieprinzipien bei äußeren / inneren Erkrankungen

- Äußere Erkrankungen ➔ Behandlung überwiegende mit Akupunktur nach dem Meridianmodell + Wärmelampe, Schröpfen, Moxa, Tapes

(Siehe Akupunkturskript: Die besten Akupunkturindikationen Orthopädie)

- Innere Erkrankungen ➔ Multimodales Behandlungskonzept nach den Modellen der Organe und Grundsubstanzen
  - Akupunktur
  - Kräuterrezeptur
  - Diätetik
  - Lebensstil
  - Psychotherapie

Therapie bei Qi-Mangel

- **Akupunktur:** Du20, Ren17, Ren6, Ren4, Bl20, Bl23, Ma36, Ni7
  Ni3, Mi6 (über Stärkung Yin + Blut)
- Tonisierende Nadeltechnik, wenig Nadeln, Moxibustion
- Einbeziehen betroffener Organsysteme: Mi, Ni, Lu, Hz
  ➔ Shu-, + Yuan- Punkte
- Bei gleichzeitiger Qi-Stagnation Qi bewegen: Di4, Le3, Pe6, Gb34

- **Kräuterrezepturen:** ➔ S. 123
  - Bu Zhong Yi Qi Tang: tonisiert Qi, Basisrezeptur bei Milz-Qi-Mangel
  - Ba Zhen Tang: tonisiert Qi und Blut
  - Gui Pi Tang: tonisiert Milz-Qi und Herz-Blut

- **Ernährung:** tonisierend, wärmend, regelmäßig
- **Lebensstil:** Schonung, Ausgleich, Hobbys, leichter Sport

Akupunkturpunkt-Wirkungen bei Qi-Mangel

- Du20: harmonisiert / hebt Yang
- Ren17: stärkt Thorax-Qi
- Ren6: stärkt Qi und Yang
- Ren4: stärkt Ursprungs-Qi / Niere
- Du4: stärkt Ursprungs-Qi / und Nieren-Yang
- Bl20: stärkt Qi von Magen / Milz
- Bl23: stärkt Nieren-Qi / Shu-Punkt
- Ma36: stärkt Qi / Milz / Magen
- Ni7: stärkt Yang und Yin der Niere
- Ni3: stärkt Niere / Yuan-Punkt
- Mi6: stärkt Yin und Blut

➔ Moxibustion sinnvoll
z. B. Ren6, Ren4, Bl20, Bl23, Ma36, Ni7

Therapie bei Qi-Stagnation

- **Akupunktur:**
  - Generell: Du20, Yin Tang, Di4, Le3, Le14, Bl18, Gb34
  - Stagnation Thorax / Oberbauch: Pe6, Ren17, Ren12
  - Kopf / Nacken: Gb20, Di4, Le3
- Ableitende Nadeltechnik
- **Kräuterrezepturen:** ➔ S. 126/127
  - Xiao Yao San: bewegt Leber-Qi-Stagnation, tonisiert Milz und Blut
  - Jia Wei Xiao Yao San: Xiao Yao San + Kühlen von Stagnationshitze
- **Lebensstil:** meiden von Stress. Bewegung, Sport, Qi Gong, ausgleichende Hobbys, Spiritualität

Die Behandlung lokaler Schmerzzustände (lokale Qi-Stagnation) erfolgt über Lokalpunkte und das Meridianmodell

Akupunkturpunkt-Wirkungen bei Qi-Stagnation

- Du20: beruhigt Shen, Leber-Yang und Leber-Wind
- YinTang: psychisch ausgleichend
- Gb20: beruhigt Leber-Yang
- Ren17: reguliert Qi-Fluß im Thorax
- Ren12: reguliert gegenläufiges Magen-Qi
- Bl18: reguliert Leber / Shu-Punkt
- Le14: harmonisiert Leber-Qi
- Di4: bewegt Qi, macht Meridiane durchgängig
- Pe6: reguliert Qi in Thorax und Oberbauch
- Gb34: reguliert Leber-Qi
- Le3: bewegt Leber-Qi

Therapie bei Yang-Leere

Yang-Leere ➔ ausgeprägte Qi-Leere + Kälte ➔ tonisieren + wärmen

- **Akupunktur:** Du20, Ren6, Bl20, Bl23, Du4, Ma36, Ni3, Ni7
- Tonisierende Nadeltechnik, wenige Nadeln, **immer Moxibustion**
- Einbeziehen betroffener Organsysteme: Ni, Mi, Hz
  ➔ Shu-, + Yuan-Punkte, Tonisierungspunkte
- **Kräuterrezepturen:** ➔ S. 124/128
  - You Gui Wan: tonisiert Nieren-Yang und Essenz, wärmt
  - Shi Quan Da Bu Tang: tonisiert Qi und Blut, wärmt
- **Ernährung:** heiß, warm, tonisierend, Rohkost meiden
- **Lebensstil:** Schonung, Wärme, ausgeglichener Lebensstil

Akupunkturpunkt-Wirkungen bei Yang-Leere

- Du20: tonisiert Yang, hebt es nach oben, beruhigt Shen
- Bl20: tonisiert Milz und Magen. Shu-Punkt der Milz
- Bl23: tonisiert Nieren-Yang und Yin, stärkt Nieren-Essenz (Jing)
  Shu-Punkt der Niere
- Ren6: tonisiert Yang und Ursprungs-Qi, wärmt
- Du4: tonisiert Ursprungs-Qi und Nieren-Yang, wärmt
- Ma36: tonisiert Qi, Milz und Magen, wärmt
- Ni7: tonisiert Nieren-Yang. Tonisierungs-Punkt der Niere
- Ni3: tonisiert Yang, Yin, Qi, Jing der Niere. Yuan-Punkt der Niere

© Dr. Michael Rupprecht 2024

Therapie bei Yin-Leere

Yin-Leere ➔ tiefgehender, struktureller Leerezustand,
oft mit Leere-Hitze / Trockenheit
➔ Yin tonisieren, Leere-Hitze ausleiten, Säfte stärken

- **Akupunktur:** YinTang, Hz 6, Hz7, Ren4, Bl23, Ni3, Mi6, Ni6
- Tonisierende Nadeltechnik, wenige Nadeln, cave Moxibustion
- Einbeziehen betroffener Organsysteme: Ni, Hz, Lu, Mi, Ma
  ➔ Shu + Yuan-Punkte,

Kräuterrezepturen: ➔ S. 126

  - Liu Wei Di Huang Wan: tonisiert Yin und Nieren

- **Ernährung:** leicht kühlend, befeuchtend, Obst, Öle, Milchprodukte
- **Lebensstil:** Schonung, Wärme, ausgeglichener Lebensstil

Akupunkturpunkt-Wirkungen bei Yin-Leere

- YinTang: beruhigt Shen
- Hz 6: stärkt Herz-Yin, beseitig Leere-Hitze, beruhigt Shen
- Hz7: beruhigt Shen, stärkt Yin und Herz-Blut, beseitigt Hitze.
  Yuan-Punkt des Herzens
- Ren4: stärkt Ursprungs-Qi, Yin, Yang und Blut
- Bl23: stärkt Nieren-Yin, Yang und Jing. Shu-Punkt der Niere
- Ni3: stärkt Yin, Yang, Qi, Essenz der Niere. Yuan-Punkt der Niere
- Mi6: stärkt Nieren-Yin und Blut
- Ni6: stärkt Nieren-Yin, beseitigt Leere-Hitze

Therapie bei Essenz (Jing)-Mangel

- Essenz (Jing)-Mangel-Zustände sind schwer zu behandeln !
- **Akupunktur:** Du20, Bl15, Bl23, Du4, Ren4, Ma36, Ni3, Ni6
  wenig Nadeln, tonisierende Stichtechnik
- **Kräuterrezepturen:** ➔ S. 128/129
  - You Gui Wan: tonisiert Nieren-Yang und Essenz, wärmt
  - Zuo Gui Jia Er Zhi Wan: tonisiert Nieren-Yin
- **Lebensstil:** Schonung, ausgeglichener Lebensstil,
  vollwertige Ernährung

Akupunkturpunkt-Wirkungen bei Essenz-Mangel (Jing)

- Du20: tonisiert Yang, hebt es nach oben, beruhigt Shen
- Bl15: reguliert und stärkt Herz, beruhigt Shen. Shu-Punkt Herz
- Bl23: stärkt Nieren-Jing, tonisiert Nieren-Yang und Yin. Shu-Punkt Niere
- Du4: stärkt Nieren-Jing, Nieren-Yang und Ursprungs-Qi
- Ren4: stärkt Ursprungs-Qi, Nieren-Yang und Yin
- Ma36: tonisiert Qi, Milz und Magen, wärmt
- Ni3: tonisiert Yang, Yin, Qi, Essenz der Niere. Yuan-Punkt der Niere
- Ni6: tonisiert Nieren-Yin

© Dr. Michael Rupprecht 2024

Therapie bei Blut-Leere

➔ Blut tonisieren, Milz tonisieren (Quelle des Blutes)
Blut-Leere ➔ oft begleitet von Qi-Mangel ➔ Qi ebenfalls tonisieren

- **Akupunktur:** Bl17, Ma 36, Mi10, Le8, Mi6,
- Tonisierende Nadeltechnik, wenig Nadeln, Moxibustion
- Einbeziehen betroffener Organsysteme: Hz, Le
  ➔ Shu + Yuan-Punkte,

Kräuterrezepturen: ➔ S. 124/125

- Ba Zhen Tang: tonisiert Qi und Blut
- Shi Quan Da Bu Tang: tonisiert Qi und Blut, wärmt
- Gui Pi Tang: tonisiert Qi und Blut, stärkt Milz und Herz

- **Ernährung:** neutral, warm, befeuchtend, Fleisch, Fisch, Hülsenfrüchte
- **Lebensstil:** Schonung, ausgeglichener Lebensstil

Akupunkturpunkt-Wirkungen bei Blut-Leere

- Bl17: reguliert und tonisiert Blut
- Mi10: reguliert Blut
- Le8: nährt das Leber-Blut
- Mi6: stärkt Milz, nährt Blut

- Bei Blut-Mangel auch Qi stärken:

- Ma36: stärkt Milz / reguliert Qi und Blut-Fluss
- Bl20: stärkt Milz, nährt Blut

➔ Moxibustion sinnvoll
z. B. Bl20, Ma36, Mi6

Akupunktur und Akupunkturpunkt-Wirkungen bei Blut-Stagnation

- Ren17: bewegt But im Thorax
- Ren12: bewegt Blut im Oberbauch
- Ren:6: bewegt Blut im Unterbauch
- B17: fördert Blutfluss
- Mi10: reguliert Blut-Stagnation

- Bei Blut-Stagnation auch Qi bewegen:
- Di4
- Le3

Keine Rezeptur angegeben, da Blut-Stagnation kein Erschöpfungszustand / keine psychovegetative Störung

Therapie bei Trockenheit

- Behandlung über zugrunde liegende Störungen:
  Yin-Mangel, Blut-Mangel ➔ Behandlung primär mit Kräuterrezeptur und Ernährung
- Akupunktur: nur im Zusammenhang mit zugrunde liegender Störung. Bei Trockenheit von nachrangiger Bedeutung
- Kräuterrezeptur: nach zugrunde liegendem Syndrom
- Ernährung: bitter, scharfe Nahrung meiden. Leicht kühlend bis warm, befeuchtend, süßes Obst (Weintraube, Kirsche), Öle, Milchprodukte, Fleisch
- Lebensstil: Hitze, Tabak, Kaffee und Schwarztee meiden

Therapie bei Störungen des Geist (Shen)

- Therapeutisches Grundprinzip ➔ Beruhigen des Shen (Herz)
- Behandlung beinhaltet immer auch den Ausgleich von **Fülle-Leere-Stagnations-Zuständen** von **Grundsubstanzen**, sowie die Behandlung der zugrunde liegenden **Organsyndrome**

- **Akupunktur:** Du20, YinTang, Hz7, Ren15, Bl15, Bl23, Ren4, Mi6
- Tonisierende Nadeltechnik, wenige Nadeln
- Einbeziehung betroffener Organsysteme: Hz, Le, Ni, Mi, Lu
- Ohrakupunktur: ShenMen, Herz, Leber
- Kräuterrezeptur: nach zu Grunde liegendem Syndrom
- **Ernährung:** nach zugrunde liegendem Syndrom
- **Lebensstil:** nach zugrunde liegendem Syndrom, Lebenssinn, Spiritualität

Akupunkturpunktwirkungen bei Störungen des Shen

- Du20: beruhigt Shen, tonisiert Yang, hebt / senkt Yang (Technik)
- YinTang: beruhigt Shen,
- Hz7: beruhigt Shen, beseitigt Hitze und Qi-Stagantion.
  Yuan-Punkt und Sedierungs-Punkt des Herzen
- Ren15: beruhigt Shen, stärkt Qi, beseitigt Hitze
- Bl15: beruhigt Shen, reguliert und stärkt Herz. Shu-Punkt Herz
- Bl23: tonisiert Nieren-Yang und Yin, stärkt Nieren-Essenz (Jing)
  Shu-Punkt Niere
- Ren4: beruhigt Shen, stärkt Urprungs-Qi, Nieren-Yang und Yin
- Mi6: beruhigt Shen, stärkt Yin und Blut, reguliert Milz, Leber, Niere

Therapie bei Nässe / Schleim-Erkrankungen

- Symptomatisch diuretisch wirkender Akupunkturpunkt: Mi9
- Symptomtische Punkte bei Schleim: Ma40, Lu9
- Systemische Flüssigkeitsretention (Ödeme) beruht meist auf einer Störung der Funktion von Milz, Niere, Lunge
- Die kausale Behandlung erfolgt über die Behandlung der jeweiligen Organstörung. z. B. :
  - Milz-Qi- / Milz-Yang-Mangel
  - Nieren-Yang-Mangel
  - Lungen-Qi-Mangel

  Beste Behandlungsempfehlung ➔ F. X. Mayr-Kur unter ärztlicher Anleitung

Akupunkturpunktwirkungen bei Nässe / Schleim

- Mi9: transformiert Nässe, fördert Diurese, stärkt Milz
- Ma40: transformiert Nässe und Schleim
- Lu9: transformiert Schleim (Lunge)

Akupunkturpunkte nach Organen

Akupunkturpunkte Leber (Qi-Stagnation ➔ S. 32/52)

- Bl18: Shu-Punkt Leber, fördert Leber-Qi-Fluss, entspannt
- Le14: fördert Leber-Qi-Fluss in Thorax / Oberbauch
- Le8: reguliert Leber-Qi, stärkt Leber-Blut
- Le3: Yuan-Punkt der Leber, fördert Leber-Qi-Fluss, beruhigt Leber-Yang, stärkt Leber-Blut und Yin, beruhigt Shen
- Le2: beruhigt Leber-Yang, beseitigt Leber-Hitze und Leber-Wind

- Ren17: fördert Qi-Fluss im Thorax
- Di4: Yuan-Punkt Dickdarm, bewegt Qi-Stagnation (Di4 + Le3)
- Pe6: fördert Qi-Fluss im Thorax und Oberbauch, reguliert Herz
- Gb34: fördert Leber-Qi-Fluss, Meisterpunkt Sehnen

Akupunkturpunkte Niere. (Leerezustände ➔ S. 24/25/26/51/53/54/55)

- Bl23: Shu-Punkt der Niere, stärkt Yin, Yang, und Jing (Essenz) der Niere
- Ni3: Yuan-Punkt der Niere, stärkt Yin, Yang, und Jing (Essenz) der Niere
- Ni6: stärkt Yin der Niere
- Ni7: stärkt Yang und Yin der Niere

- Du4: stärkt und wärmt Nieren-Yang, stärkt Jing (Essenz)
- Ren4: stärkt Ursprungs-Qi, Yin und Yang der Niere

Akupunkturpunkte Herz (Psyche / Shen ➔ S. 36/58)

- Bl15: Shu-Punkt des Herzens, stärkt Herz, beseitigt Hitze, beruhigt Shen
- Ren14: Mu-Punkt des Herzens, regelt Qi, beseitigt Hitze, beruhigt Shen
- Hz5: stärkt Herz-Qi und Yin, beruhigt Shen
- Hz6: beseitigt Hitze, beruhigt Shen
- Hz7: Yuan-Punkt des Herzens, beruhigt Shen, stärkt Herz-Blut und Yin, bewegt Qi-Stagnation, beseitigt Hitze, fördert Schlaf
- Pe6: bewegt Qi-Stagnation, beruhigt Shen
- Du20: beruhigt Shen, klärt den Geist, hebt / senkt Yang (Technik)
- YinTang: beruhigt Shen
- AnMian: beruhigt Shen, fördert Schlaf

Akupunkturpunkte Lunge (➔ Atmung)

- Bl13: Shu-Punkt der Lunge, stärkt und reguliert Lungen-Qi, stärkt Lungen-Yin, beseitigt Hitze, stillt Husten
- Lu5: Meer-Punkt der Lunge, beseitigt Lungen-Hitze, stärkt Lungen-Qi
- Lu7: Luo-Punkt der Lunge, reguliert Lungen-Qi, beseitigt pathogene Faktoren, öffnet mit Ren6 den Ren Mai
- Lu9: Yuan-Punkt der Lunge, stärkt Lungen-Qi und Yin, reguliert Qi
- Ren17: Mu-Punkt des Perikards, reguliert Qi-Stagnation in der Brust
- Pe6: Yuan-Punkt des Perikards, beseitigt Qi-Stagnation in der Brust, stärkt Herz, reguliert Magen, beruhigt Shen

Akupunkturpunkte Milz (Verdauung ➔ S. 30/31/38/51/59)

- Bl20: Shu-Punkt der Milz, stärkt Milz, transformiert + leitet Nässe aus
- Ren12: Mu-Punkt des Magens, stärkt Milz und Magen, senkt Qi ab
- Mi9: Meer-Punkt der Niere, stärkt Milz, leitet Nässe aus
- Mi6: stärkt Milz, Yin und Blut, leitet Nässe aus reguliert Niere + Leber
- Ma36: stärkt und reguliert Milz, Magen und Darm, stärkt Qi
- Mi4: Luo-Punkt der Milz, stärkt Milz und Magen, transformiert Nässe

- Ren6: tonisiert Ursprungs-Qi
- Pe6: stärkt Milz, harmonisiert Magen

Akupunkturpunkte Magen

- Bl21: Shu-Punkt des Magens
- Ma21: reguliert Magen und Darm, stärkt Milz
- Ren12: Mu-Punkt des Magens, stärkt Milz und Magen, reguliert gegenläufiges Magen-Qi
- Ma36: stärkt und reguliert Milz, Magen und Darm, stärkt Qi, beseitigt Stagnation
- Ma44: reguliert Magen, beseitigt Hitze
- Pe6: stärkt Milz, stärkt und reguliert Magen-Qi

Häufiges Syndrom: Leber attackiert Magen ➔ Leber-Qi-Stagnation
(Therapie ➔ S. 52/60)

Akupunkturpunkte Dünndarm / Dickdarm

- Bl25: Shu-Punkt des Dickdarms, stärkt Dickdarm und Dünndarm
- Ma25: Mu-Punkt des Dickdarms, reguliert Dickdarm
- Ma36: reguliert Milz, Magen und Darm
- Ma37: reguliert Darm
- Ren6: reguliert Darmfunktion
- 3E6: fördert Dickdarmmotilität

Akupunkturpunkte Blase

- Bl28: Shu-Punkt der Blase, reguliert Blase, beseitigt Hitze
- Ren6: wärmt unteren Erwärmer
- Ren3: beseitigt Nässe-Hitze aus Blase
- Ma36: Fernpunkt Abdomen
- Mi6: Fernpunkt Beckenregion, reguliert Urogenitalsystem

Bei chronischen Beschwerden Behandlung über Organsyndrome Niere

(➔ S. 44/60)

Auswertung / Syndromdiagnose / Therapieplan

- Symptomanalyse mithilfe Seite 4 des Anamnesebogens (➔ S. 134)
- Syndromdiagnose entsprechend den 7 Stufen
  1. Hitze / Kälte, oder Beides
  2. Fülle / Leere, oder Beides
  3. Innen / Außen, oder Beides
  4. Betroffene Grundsubstanzen
  5. Disharmonisierende Faktoren
  6. Betroffene Leitbahnen
  7. Betroffene Organe
- Möglichkeit des Abgleichs mit Therapiemodulen

  z. B. bei C. Focks: Leitfaden Chinesische Medizin:
  - Therapie nach Zang-Fu-Syndromen ➔ 103 Therapieschemata
  - Therapie nach westlich orientierter Diagnose ➔ 181 Therapieschemata

➔ Z. B. Kälte / Leere / Innen / Qi-, und Blut-Mangel / Überlastung / Herz, Milz, Niere entspricht dem Syndrom „Herz-Blut und Milz-Qi-Mangel (➔ S. 67 und 87)

- Therapieprinzipien / Akupunkturpunkte / Rezeptur / Diätetik

Zum Nachlesen: Literaturverzeichnis Therapieanleitungen

- 95 Therapieschemata nach Organsyndromen
  - C. Focks: Leitfaden Chinesische Medizin 6. Auflage 2010: S. 943 ff.
- 103 Therapieschemata nach Organsyndromen
  - C. Focks: Leitfaden Chinesische Medizin 7. Auflage 2018: S. 69 ff.
- Syndrombehandlung mit Diätetik
  - C. Focks: Leitfaden Chinesische Medizin 7. Auflage 2018: S. 175 ff.
- Syndromdifferenzierung von 181 westlichen Diagnosen
  - C. Focks: Leitfaden Chinesische Medizin 6. Auflage 2010: S. 1071 ff.
- Interpretation westlicher Krankheitsbilder nach TCM
  - C. Focks: Leitfaden Chinesische Medizin 7. Auflage 2018: ab S. 245

4 Generelle Therapieregeln

Generelle Therapieregeln

Behandlung komplexer Störungen mit TCM

Je vielfältiger und diffuser die Symptomatik

→ desto wichtiger ist die Behandlung der zugrunde liegenden Störung

→ Die alleinige Behandlung einzelner Symptome ist hier meist nicht ausreichend und nachhaltig

Therapeutisches Setting

- Chinesische Medizin ist **kein Ersatz für Psychotherapie**

Aber:

- Ruhiges, entspanntes Ambiente
- Zeit und Zuwendung
- Kurzes fokussierendes Gespräch vor Behandlung
- Sofortige entspannende Wirkung der Akupunktur (Sympathikotonus ↓)
- Lösung von Organfixierung durch energetische Sichtweise
- Möglichkeit der Mitarbeit durch Diätetik / Lebensstiländerung

➔Meist rasche Beschwerdelinderung (begleitend zur Psychotherapie)

Therapieprinzip Akupunktur bei Leerezuständen

- Akupunktur wirkt vorrangig zum Bewegen von Qi bei Stagnation
- Cave: Reaktion auf Akupunktur verbraucht Qi

Darum bei Leerezuständen:

- Geringe Anzahl von Nadeln
- Dünne Nadeln
- Tonisierende Stichweise (geringe Stimulation)
- Bei Kältezuständen Moxibustion, Wärmelampe
- Reduzierte Behandlungsfrequenz (1-2 x pro Woche)
- Bei schweren Erschöpfungszuständen Akupunktur zurückhaltend

Therapeutisches Vorgehen bei Leerezuständen

- Bei Leerezuständen steht Tonisierung im Vordergrund
- **Darum Akupunktur kombinieren mit:**
- Moxibustion ➔ cave: bei Yin-Leere (Symptome ➔ S. 25)
- Kräuterrezeptur
- Diätetik
- Allgemeiner Schonung
- Entlastung
- Änderung des Lebensstils

➔ Bei sehr schweren Erschöpfungszuständen keine Akupunktur!

Beispiel Aufbau eines Therapieschemas

- **Beispiel: Insomnie bei Herz-Blut und Milz-Qi-Mangel** (➔ S. 87)
- Auswahl symptomatischer Akupunkturpunkte „Insomnie“
  - AnMian, Du20, YinTang, Hz7, Mi6
- Auswahl Akupunkturpunkte nach Syndrom auswählen
  - Bl15, Bl17, Bl20, Ma36, Ren6, (tonisieren von Qi, Blut, Milz, Herz)
- Endgültige Punktauswahl festlegen (weniger als 20 Nadeln)
  - YinTang, AnMian, Hz7, Bl15, Bl20, Ren6, Ma36, Mi6
- Kräuterrezeptur
  - Gui Pi Tang (ergänzt Qi und Blut, tonisiert Milz und Herz)
- Behandlungsablauf
  - 12 Akupunktursitzungen, 1 bis 2 x pro Woche
- Allgemeine Lebensregeln, Schlafhygiene, Diätetik, Gespräch

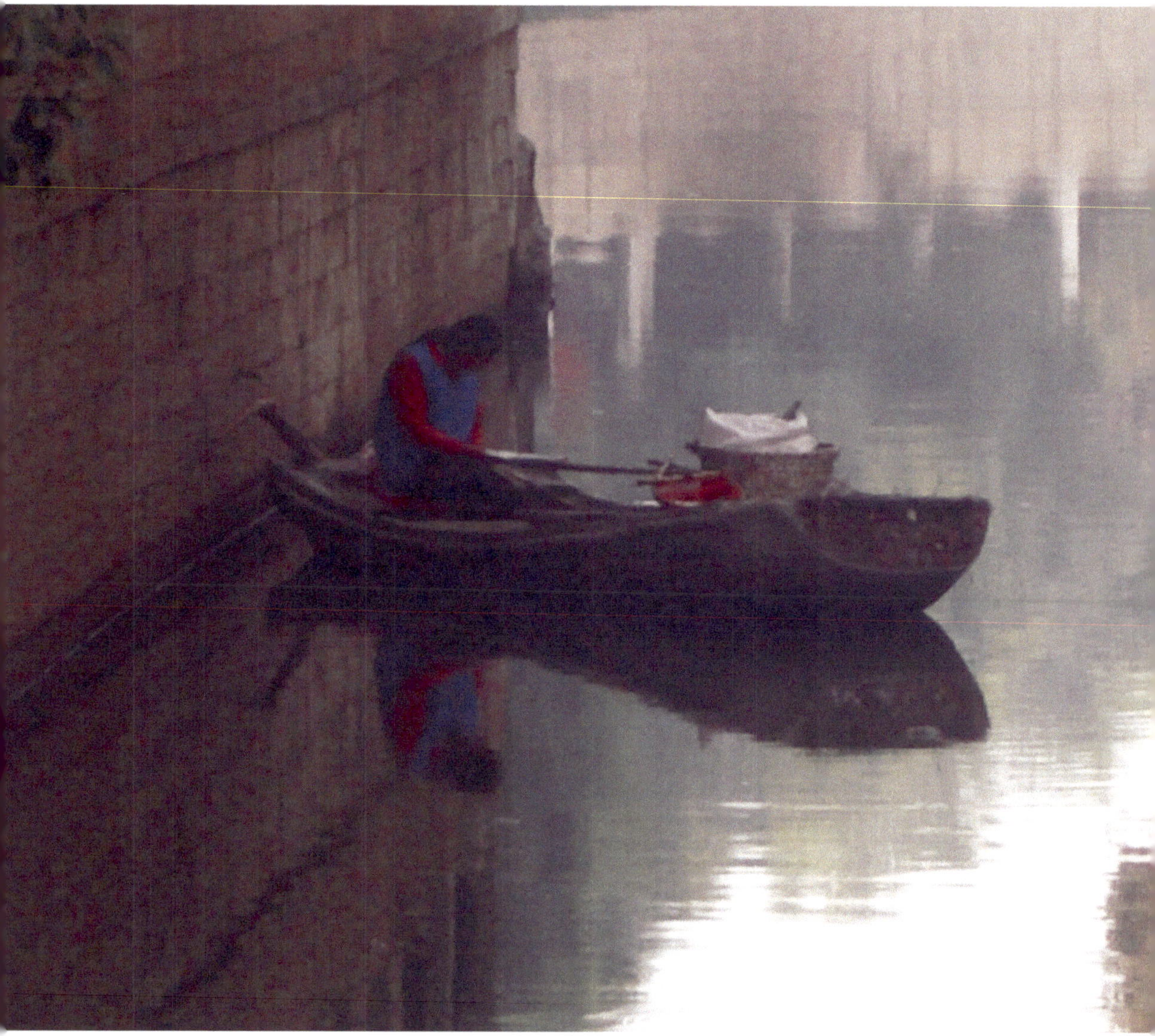

Abbildung 4.1: © Michael Rupprecht – Mittagspause in Souzhou

5 Neun Therapiebeispiele

5.1 Erschöpfungszustand, Qi-Mangel

Erschöpfungszustand
Qi-Mangel

Symptome

- Mann, 40 Jahre, Beamter
- Berufliche Überlastung
- Intensiver Ausdauersport
- Kalte, rohkostlastige Ernährung
- Körperlich-seelische Erschöpfung
- Müdigkeit, Leistungsknick
- Sexuelle Lustlosigkeit
- Kurzatmigkeit
- Schweißneigung
- Belastung verschlimmert Symptome
- Infektneigung
- Dünner Stuhl
- Meteorismus
- Ödemneigung
- Leise Stimme
- Blässe
- Puls: dünn, tief
- Zunge: geschwollen, Zahnkerben, blass, feucht, Belag dünn, hell

Symptomanalyse

- Mann, 40 Jahre, Beamter
- Lange berufliche Überlastung ➔ Leerezustand / Qi-Leere
- Intensiver Ausdauersport ➔ Überlastung verstärkt Qi-Leere
- Kalte, rohkost-lastige Ernährung ➔ schwächt Milz-Qi
- Körperlich-seelische Erschöpfung ➔ Leerezustand / Qi-Mangel
- Müdigkeit, Leistungsknick ➔ Leerezustand / Qi-Mangel
- Sexuelle Lustlosigkeit ➔ Leere-Zustand / Qi-Mangel Nier
- Kurzatmigkeit ➔ Leere-Zustand / Qi-Mangel Lung
- Schweißneigung ➔ Leere-Zustand / Qi-Mangel Lung
- Extrasystolie bei Belastung ➔ Qi-Mangel Herz

Symptomanalyse

Belastung verschlimmert Symptome ➔ Qi-Leere. Vgl.: Qi-Stagnation bessert sich meist bei Bewegung

Infektneigung ➔ Qi-Mangel Lunge

Dünner Stuhl ➔ Qi-Mangel Milz

Meteorismus ➔ Qi-Mangel Milz

Ödemneigung ➔ Qi-Mangel Milz

Leise Stimme ➔ Leere-Zustand / Qi-Mangel Lunge

Blässe ➔ Qi-Mangel / Kälte / Blutmangel

Puls: dünn, tief ➔ Leere-Zustand

Zunge: geschwollen, Zahnkerben, blass, feucht, Belag dünn, hell ➔ Nässe-Ansammlung durch Milz-Qi-Mangel

Syndromdiagnose in 7 Stufen

1. Kälte ➔ noch keine Kältesymptomatik ➔ DD: Kälte bei Yang-Mangel (S. 18f)
2. Leere ➔ Erschöpfung, generelle, vielfältige Schwäche, Belastung verschlimmert, Blässe, geschwollene Zunge, dünner Puls (S. 22ff)
3. Innen ➔ Erschöpfungszustand, multiple Organsymptome (S. 27)
4. Grundsubstanzen ➔Qi-Mangel (S. 30)
5. Disharmonisierende Faktoren ➔ Überlastung, Sport, Ernährung (S. 40)
6. Äußeres Syndrom / Leitbahn: entfällt
7. Inneres Syndrom / Organe
   - Milz: Verdauungsstörungen, Ödemneigung, geschwollene Zunge, kalte Rohkost (S. 46)
   - Herz: Extrasystolie (S. 45)
   - Lunge: Kurzatmigkeit, leise Stimme, Schweißneigung, Infektneigung (S. 45)
   - Niere: Erschöpfung, sexuelle Lustlosigkeit (S. 44)

Pathomechanismus

- Chronische berufliche Überlastung über längere Zeit überlastet die Regenerationsfähigkeit und führt so zu einem Qi-Mangel
- Während leichter Ausgleichsport durch Stress bedingt stagniertes Qi bewegt, und so zur Erholung beiträgt, kann intensive Trainings-belastung einen bereits bestehenden Qi-Mangel verstärken
- Kalte, rohkostlastige Ernährung beeinträchtigt die Verdauungsfunktion der Milz und behindert die Qi-Regeneration und Nässetransformation
- Der Qi-Mangel äußert sich generell in allgemeiner Erschöpfung, sowie in den speziellen Qi-Mangel-Symptomen der betroffenen Organe

➔kommen zu einer Qi-Mangel-Symptomatik Kälte-Symptome hinzu, so spricht man von Yang-Mangel

Diagnose

- Temperatur neutral / Leere / Innen / Qi-Mangel, Nässe / Überarbeitung, sportliche Überlastung, Ernährung / hier keine betroffene Leitbahn / Inneres Syndrom, Milz, Herz, Lunge, Niere

Syndrom ➔ Qi-Mangel

- Milz-Qi-Mangel
- Herz-Qi-Mangel
- Lungen-Qi-Mangel
- Nieren-Qi-Mangel

➔Qi-Mangelzustände treten häufig in Verbindung mit weiteren äußeren und inneren Symptomen, sowie mit Qi-Stagnation auf

Therapieprinzipien

- Reduktion der Qi-Überlastung
- Generelle Tonisierung des erschöpften Qi
  - Tonisierung des Milz-Qi
  - Tonisierung des Herz-Qi
  - Tonisierung des Lungen-Qi
  - Tonisierung des Nieren-Qi
- Nässe ausleiten
  - Tonisierende Nadeltechnik / wenige Nadeln, da Leerezustand
  - Moxibustion / Wärmelampe
  - Akupunktur kombinieren mit Kräuterrezeptur, Diätvorschlag, Lebensstiländeru

Auswahl möglicher Akupunkturpunkte

- Du20: psychisch ausgleichend
- Bl13: Shu Lunge, tonisiert Lunge
- Bl15: Shu Herz, tonisiert Herz
- Bl20: Shu Milz, tonisiert Milz
- Bl23: Shu Niere, tonisiert Niere
- Pe6: reguliert Herz-Qi
- Ren6: tonisiert Qi
- Ren4: tonisiert Ursprungs-Qi
- Ma36: tonisiert Qi, speziell Milz
- Mi9: leitet Nässe aus
- Ni3: Shu Niere, tonisiert Niere
- Ni7: tonisiert Nieren-Yang

Akupunkturvorschlag: Du20, Pe6, Ren6, Bl15, Bl23, Ma36, Mi9, Ni7
Moxibustion: Ren6, Ma36, Bl23
Zwölf Behandlungen, 1 bis 2 x / Woche

Kräuterrezeptur

- **Auswahl möglicher Rezepturen** ➔ S. 124/125
- Bu Zhong Yi Qi Tang: tonisiert das Qi der Milz
- Si Jun Zi Tang: Basisrezeptur bei Milz-Qi-Mangel (Nicht im Skript aufgeführt)
- Gui Pi Tang: tonisiert Qi und Blut, stärkt Milz und Herz
- Ba Zhen Tang: tonisiert Qi und Blut

Lebensweise

- Schonung, berufliche Entlastung, Sportintensität reduzieren, leichte Bewegung
- Qi-tonisierende, wärmende, regelmäßige Ernährung
- Langfristig ausgeglichene Lebensweise
  - Ausgleich der Belastung / Erholung
  - Spaßbetonter Ausgleichsport, Hobbys

Diätvorschlag

- Reduzieren: Kaltes, Rohkost, Zucker, Südfrüchte, Frittiertes, Gebratenes, Milchprodukte, Fettes, Fasten, üppige Abendmahlzeit
- Qi tonisieren und wärmen: Warmes, Gekochtes, Gedünstetes, leicht Süßes, reichliches, warmes Frühstück, gekochter Reis, Hafer, Hirse, Kartoffel, Karotten, Linsen, Gemüsebrühe, Gemüseeinto gekochtes Huhn, Lamm, Lachs, wärmende Gewürze

➔ Empfehlung: entschleunigte, Qi-tonisierende, warme Mahlzeiten

Literatur / Quellen

- **C. Focks:** Leitfaden Chinesische Medizin. Urban & Fischer.
  6. Auflage. München 2010: S. 948, 962, 977. Diätetik: S. 782 ff.
  7. Auflage. München 2018: Band Therapie: S. 74, 88, 106.
  Diätetik: Band Grundlagen: S. 1116
- **S. Englert:** Großes Handbuch der Chinesischen Phytotherapie, Akupunktur und Diätetik. Verlag für Ganzheitliche Medizin Dr. Erich Wühr GmbH. Kötzting /Bayer. Wald 2002: S. 36, 47, 61
- **S. Englert:** Checkliste Chinesische Diätetik. Haug Verlag. Stuttgart 2011
- **B. Temelie:** Ernährung nach den Fünf Elementen: Joy Verlag 2001
- **B. Temelie, B. Trebuth:** Das Fünf Elemente Kochbuch: Joy Verlag 2009

5.2 Dorsalgie, Kälte, Leere, Eingangsbeispiel 2

Dorsalgie + Erschöpfung
Kälte, Leere
Qi-Yang-Blut-Mangel
Eingangsbeispiel 2

Symptome

- Frau, 35 Jahre
- Grundschullehrerein
- Drei Kinder
- Lumbalgie seit Wochen
- Schmerz ziehend, dumpf
- Palpitationen
- Belastungsdyspnoe
- Müdigkeit, Mattigkeit
- Gesichtsblässe
- Friert generell
- Psychische Erschöpfung
- Insomnie, Unruhe
- Ödemneigung
- Dünner Stuhl morgens
- Meteorismus
- Schweißneigung tags
- Zunge blass, geschwollen
- Puls tief und schwach

Symptomanalyse

- Frau, 35 Jahre ➔ in Jugend Erschöpfung meist Qi-Mangel
- Grundschullehrerein ➔ Belastung durch Beruf + Familie
- Drei Kinder ➔ Verbrauch von Essenz (Jing)
- Lumbalgie seit Wochen ➔ Leere Niere / Qi-Stagnation Leitbahn TaiYang
- Schmerz ziehend, dumpf ➔ Leerezustand
- Palpitationen ➔ Herz / Qi-Mangel / Blut-Mangel
- Belastungsdyspnoe ➔ Leerezustand / Lunge
- Müdigkeit, Mattigkeit ➔ Leerezustand
- Gesichtsblässe ➔ Qi-Leere / Yang-Leere / Kälte

Symptomanalyse

- Friert generell ➔ Innere Kälte / Yang-Leere
- Psychische Erschöpfung ➔ Leere
- Insomnie ➔ Herz, Blutmangel
- Ödemneigung ➔ Milz-Leere, Nässe
- Dünner Stuhl morgens ➔ Milz-Leere
- Meteorismus ➔ Milz-Leere
- Schweißneigung tags ➔ Qi-Leere / Lunge
- Zunge blass, geschwollen ➔ Qi-Leere / Yang-Leere / Kälte
- Puls tief und schwach ➔ Leere

Syndromdiagnose in 7 Stufen

1. Kälte ➔ Frieren, Blässe, blasse Zunge (S. 18ff)
2. Leere ➔ Zunge geschwollen, schwacher Puls, Erschöpfung, Blässe (S 22ff)
3. Außen und Innen ➔ Rückenschmerz und Erschöpfung (S. 27)
4. Grundsubstanzen ➔ Qi-Mangel / Blut-Mangel / Essenz / Nässe (S. 29ff)
5. Disharmonisierende Faktoren ➔ Überlastung, Geburten (S. 40f)
6. Äußeres Syndrom/Leitbahn ➔ Lumbalgie ➔ Qi-Stagnation im Taiyang = Bl + Dü (S. 42)
7. Inneres Syndrom / Organe
   - Milz: Erschöpfung, Ödeme, geschwollene Zunge, morgendliche Diarrhoe, Verdauungsstörung (S. 46)
   - Niere: Erschöpfung, Lumbalgie, Geburten (S. 44)
   - Herz: Palpitationen Insomnie, Unruhe (S. 45)
   - Lunge: Belastungsdyspnoe, Schweißneigung (S. 45)

Diagnose

Geburten schwächen die Essenz der Niere und Blut. Lange Überlastung führt zu Qi-Mangel von Niere, Milz, Lunge, Herz. Hinzukommende Kälte zeigt Übergang zu Yang-Mangel. Organspezifische Symptome sind: Lumbalgie (Niere), Ödeme, und Verdauungsstörungen(Milz), Dyspnoe (Lunge), Palpitationen und Insomnie (Herz)

Syndrom ➔ Milz-Qi Mangel und Nieren-Qi / Yang- Mangel (Leere-Syndrom)

- Herz-Qi-Blut-Mangel
- Lungen-Qi-Mangel

Therapieprinzipien: Mitbehandlung innerer Symptomursachen

- Bewegen Qi-Stagnation in Lumbalregion (Meridianachse TaiYang = Bl +Dü)
- Tonisieren von Qi + Yang + Blut ➔ Niere / Milz / Lunge / Herz
- Wärmen ➔ Rücken und Yang
- Beruhigen ➔ Herz + Shen

Auswahl möglicher Akupunkturpunkte

- Du20: psychisch ausgleichend
- YinTang: Insomnie, ausgleichend
- AnMian: Insomnie, beruhigt Geist
- Bl15: Shu Herz, tonisiert Herz
- Bl17: tonisiert Blut
- Bl20: Shu Milz, tonisiert Milz
- Bl23: Shu Niere, tonisiert Niere
- Bl25: Lokalpunkt Lumbalgie
- Ren6: tonisiert Qi
- Hz7: Yuan Herz, beruhigt Herz
- Dü3: Fernpunkt Lumbalgie
- Pe6: beruhigt Shen
- Ma36: tonisiert Milz
- Gb34: Meisterpunkt Sehnen
- Bl40: Fernpunkt Lumbalgie
- Mi9: leitet Nässe aus
- Ni7: tonisiert Nieren-Yang
- Ni3: Yuan Niere, tonisiert Niere
- Mi6: tonisiert Yin, Insomnie
- Mi4: Yuan Milz, tonisiert Milz

Therapievorschläge

Akupunkturvorschlag 1: Du20, Bl23, Bl25, Ren6, Dü3, Gb34, Bl40, Ni7
(leitbahnbetont) Moxibustion: Ren6, Bl23, Ni7

Akupunkturvorschlag 2: YinTang, AnMian, Bl15, Bl20, Ren6, Hz7,
(syndrombetont) Ma36, Mi6
Moxibustion: Ren6, Bl20, Ma36

- Modifizierung des Nadelschemas nach Symptomatik
- Tonisierende Nadeltechnik / wenig Nadeln, da Leere-Zustand
- Infrarot-Wärmelampe auf Rücken und Füße
- Zwölf Behandlungen 1 bis 2 x / Woche

Kräuterrezeptur

Auswahl möglicher Kräuterrezepturen → S. 124/125/128

- Ba Zhen Tang: tonisiert Qi und Blut
- Shi Quan Da Bu Tang : Variation von Ba Zhen Tang, zusätzlich wärmend
- Gui Pi Tang: tonisiert Qi und Blut, tonisiert Milz und Herz
- You Gui Wan: wärmt und tonisiert Nieren-Yang, stärkt Jin

Lebensweise

- Zunächst Schonung („Mutter-Kind-Kur“)
- Qi- und Blut-tonisierende / wärmende / regelmäßige Ernährung
- Langfristig ausgeglichene Lebensweise
  - Ausgleich der Belastung / Erholung
  - Spaßbetonter Ausgleichsport, Hobbys

Diätvorschlag

- Reduzieren: Kaltes, Zucker, Rohkost, Südfrüchte, Frittiertes, Gebratenes, Milchprodukte, Fettes, Fasten, üppige Abendmahlzeit
- Qi tonisieren und wärmen: Warmes, Gekochtes, Gedünstetes, leicht Süßes, reichliches, warmes Frühstück, karges Abendessen, gekochter Reis, Hafer, Hirse, Kartoffel, Karotten, Linsen, Gemüsebrühe, Gemüseeintopf, gekochtes Huhn, Lamm, Lachs, wärmende Gewürze
  Getränke: Kaffee (mäßig), Espresso, Fencheltee, Inwertee
- Blut tonisieren: rote, süß-saure Früchte, Getreide, Gemüse, Salate (Milchprodukte), Rind, Leber, Huhn, Hülsenfrüchte, Tofu

→ Empfehlung: mehrfach täglich warm, Qi- und Blut tonisierend

Verlauf

Erfolgte Behandlung

- Akupunktur: Du20, AnMian, Ren6, Hz7, Bl15, Bl23, Ma36, Mi6
- Moxibustion: Ren6, Ma36, Bl23
- Infrarot-Wärmelampe auf Rücken und Füße
- Behandlungsdauer 2 x 15 Minuten
- Zwölf Behandlungen 2 x / Woche
- Modifizierung des Nadelschemas nach Symptomatik
- **Kräuterrezeptur:** Shi Quan Da Bu Tang ➔ S. 124
- **Diät:** mehrfach täglich warm, Qi- und Blut tonisierend

➔ Gutes Ansprechen von Erschöpfungszustand und Dorsalgie

Quellen / Literaturempfehlung

- **C. Focks:** Leitfaden Chinesische Medizin, 6. Auflage. Urban & Fischer, München 2010: S. 977, 1011, 1022, 1024. Diätetik: S. 782 ff.

  7. Auflage 2018, Band Therapie: S. 106, 144, 156, 159
- **E. Wühr:** Chinesische Syndromtherapie: Verlag für Ganzheitliche Medizin Dr. Erich Wühr GmbH, Kötzting / Bay. 2002: S. 91, 94, 97, 98
- **S. Englert:** Checkliste Chinesische Diätetik. Haug Verlag. Stuttgart 2011: S. 378, 380
- **B. Temelie:** Ernährung nach den Fünf Elementen: Joy Verlag 2001
- **B. Temelie, B. Trebuth:** Das Fünf Elemente Kochbuch: Joy Verlag 2009

5.3 Drei Arten von Schlafstörungen

Schlafstörung 1
Leber-Qi-Stagnation mit Hitze

Symptome

- Mann 45 Jahre
- Aufwachen 02.00 bis 04.00 Uhr
- Liegt dann wach
- Albträume, Ängste
- Kräftige Konstitution
- Exakt, korrekt, leistungsbereit
- Neigung zu Stress
- Reizbarkeit, Frustration, Wut
- Erschöpfung, Nervosität
- Verspannung Schulter-Nacken
- Hitzezustände, rotes Gesicht
- Palpitationen
- Hohe berufliche Belastung
- Körperliche Bewegung bessert
- Diarrhoe bei Stress
- Puls: saitenförmig, evtl. dünn
- Zunge: rötlich, rote Ränder

© Dr. Michael Rupprecht 2024

Symptomanalyse

- Aufwachen 02.00 bis 03.00 Uhr, liegt dann wach ➔ Maximalzeit Leber 01 bis 03 Uhr
- Albträume, Ängste ➔ Verbraucht Nieren-Energie / Herz
- Kräftige Konstitution ➔ Primär Fülle
- Exakt, korrekt, leistungsbereit ➔ Neigung zu Qi-Stagnation
- Neigung zu Stress ➔ Neigung zu Qi-Stagnation / Leber
- Reizbarkeit, Frustration, Wut ➔ Qi-Stagnation / Leber
- Erschöpfung, Nervosität ➔ Leere, Herz / beeinträchtigtes Shen
- Verspannung Schulter-Nacken ➔ Qi-Stagnation / Leber

Symptomanalyse

- Hitzezustände, rotes Gesicht ➔ Hitze / aufsteigendes Leber-Yang
- Palpitationen ➔ Herz
- Hohe berufliche Belastung ➔ Verbrauch von Qi / Yang / Yin / Niere
- Körperliche Bewegung bessert ➔ Qi-Stagnation / Leber
- Diarrhoe bei Stress ➔ Leber attackiert Milz
- Puls: saitenförmig, evtl. dünn ➔ Leber-Qi-Stagnation, dünn = Leere
- Zunge: rötlich, rote Ränder ➔ Leber-Qi-Stagnation / Hitze

Syndromdiagnose in 7 Stufen

1. Hitze → Hitze, rotes Gesicht + Zunge, Palpitationen, Insomnie, Träume (S. 18f)
2. Fülle → Konstitution, Belastbarkeit, Bewegung bessert (S. 22ff)
   Leere → Erschöpfung, Palpitationen, Nervosität, dünner Puls
3. Außen → Schulter-Nacken-Verspannung → lokale Qi-Stagnation (S. 27/32)
   Innen → Symptome der Leber-Qi-Stagnation und Erschöpfung (S. 33)
4. Grundsubstanzen → Qi-Stagnation, Shen, Yin-Schwäche Niere + Herz (S.36/44)
5. Disharmonisierende Faktoren → Überarbeitung (S. 40)
6. Äußeres Syndrom / Leitbahn → Qi-Stagnation im Shaoyang = Gb+3E (S. 42)
7. Inneres Syndrom / Organe
   - Leber: Charakter, Stressanfälligkeit, Wut, Verspannung, Bewegung bessert (bewegt Qi) gespannter Puls, rote Zungenränder (S. 44)
   - Herz: Palpitationen, Schlafstörungen, Albträume, Nervosität (S. 45)
   - Niere: Erschöpfung, Angst (S. 44)

Pathomechanismus

- Konstitutionell leistungsdefiniert mit Neigung zu Leber-Qi-Stagnation
- Konstitutionell evtl. latenter Nieren-Herz-Yin-Mangel
- Unterdrückte Emotionen (Zorn, Frustration) behindern Qi-Fluss
- Äußere Faktoren (berufliche Belastung) → verstärken Qi-Stagnation
- Anhaltende Leber-Qi-Stagnation führt zu Erschöpfung des Nieren-Yin und zu Stauungs-Hitze → Yang steigt nach oben
- Leber-Qi-Stagnation und Stauungshitze beeinträchtigen andere Organe / Funktionen
- Leber beeinträchtigt Herz / Shen → Insomnie, Palpitationen, Träume
- Leber attackiert Milz → Verdauungsstörungen
- Leber-Qi-Stagnation → führt zu Schulter-Nackenverspannung
  → verbraucht Energie (Yin) → Niere / Herz

Diagnosen

- Hitze / Fülle + Leere / Außen + Innen / Qi, Shen, Yin / Überarbeitung / Shaoyang / Leber, Herz, Niere

Syndrom ➔ Leber-Qi-Stagnation mit Stauungshitze (Fülle-Leere-Syndrom)

- Leber-Qi-Stagnation
- Leere-Zustand Niere (Qi, Yang, betont Yin)
- Leere-Zustand Herz (Qi, Blut, Yin) mit Hitze
- Leber attackiert die Milz
- Qi-Stagnation in Schulter-Nacken-Region ➔ ShaoYang = Gb + 3E

Therapieprinzipien

- Leber-Qi bewegen
- Yang absenken,
- Hitze ausleiten
- Niere tonisieren (Yin betont)
- Herz tonisieren und beruhigen
- Qi-Stagnation im Schulter-Nackenbereich bewegen (Meridianachse Shaoyang = 3E + Gb)

Auswahl möglicher Akupunkturpunkte:

- Allgemein schlaffördernde Punkte: YinTang, AnMian, Hz7, Mi6
- Leber-Qi-Stagnation bewegen: Di4, Pe6, Le3, Bl18
- Hitze ausleiten: Hz7, Le2
- Yin / Blut tonisieren: Mi6, Ren4, Le8
- Herz beruhigen / stärken: Hz7, Pe6, Bl15
- Niere stärken: Bl23, Ni3
- Qi-Stagnation Nacken auflösen: Gb20, Gb21, Du14, 3E5, Gb34, Bl60

- Akupunkturvorschlag: YinTang, AnMian, Di4, Hz7, Bl15, Bl23, Ren4, Mi6, Le2
  12 Akupunktursitzungen 2 x pro Woche

Kräuterrezeptur

- **Jia Wei Xiao Yao San** → S. 127
- Modifikation von Xiao Yao San: Bei Leber-Qi-Stagnation mit Stauungshitze
- Reguliert den Leber-Qi-Fluss, tonisiert das Blut, stärkt die Milz, beseitigt Hitze

Lebensweise

- Stress-Entlastung, ausgeglichene Lebensweise, Pausen
- Ausdauersport ohne Leistungsdruck (Bewegung bewegt Qi-Stagnation)
- Ausgleichende Hobbys
- Spiritualität

Diätvorschlag

Reduzieren: Alkohol, zu viel Kaffee, Heißes, Fettiges, viel Süßes, viel scharfe Gewürze, viel Saures, Hektik beim Essen, unregelmäßige Mahlzeiten, Überessen

Bevorzugen: Zeit nehmen zum Essen in ruhiger Atmosphäre, kleinere, vollwertige Mahlzeiten, k(l)eine Abendmahlzeit
Temperatur neutral, etwas Scharfes, etwas Saures
Grüner Tee, Pfefferminztee, Rettich, Kohlrabi, Karotten, Reis

Literatur / Quellen

- **C. Focks:** Leitfaden Chinesische Medizin. Urban & Fischer.
  6. Auflage München 2010: S. 1610. Diätetik: S. 782 ff.
  7. Auflage 2018: S. 128. Diätetik: Band Grundlagen: S. 1121
- **S. Englert:** Großes Handbuch der Chinesischen Phytotherapie, Akupunktur und Diätetik. Verlag für Ganzheitliche Medizin Dr. Erich Wühr GmbH. Kötzting /Bayer. Wald 2002: S. 138
- **S. Englert:** Checkliste Chinesische Diätetik. Haug Verlag. Stuttgart 2011: S. 304
- **B. Temelie:** Ernährung nach den Fünf Elementen: Joy Verlag 2001
- **B. Temelie, B. Trebuth:** Das Fünf Elemente Kochbuch: Joy Verlag 2009

Schlafstörung 2
Herz-Blut-Milz-Qi-Mangel

Symptome

- Durchschlafstörungen
- Ausgiebige Träume
- Einschlafstörungen
- Findet keine Ruhe
- Ängstlichkeit, Schreckhaftigkeit
- Konzentrationsstörungen
- Vergesslichkeit
- Z. n. langdauernder Erkrankung
- Berufliche Überlastung
- Erschöpfung / Schwäche
- Blässe
- Orthostatischer Schwindel
- Schweißneigung
- Meteorismus
- Weicher Stuhl / Diarrhoe
- Inappetenz
- Verschwommenes Sehen
- Palpitationen
- Puls: dünn, schwach, rau
- Zunge: blass, geschwollen

Symptomanalyse

- Durchschlafstörungen ➔ Herz / Shen / Blut-Mangel / Yin-Mangel
- Ausgiebige Träume ➔ Herz / Shen / Blut-Mangel
- Einschlafstörungen ➔ Herz / Shen / Blut-Mangel / Yin-Mangel
- Findet keine Ruhe ➔ Herz / Shen / Blut-Mangel / Yin-Mangel
- Angst, Schreckhaftigkeit ➔ Herz / Shen / Blutmangel / Yin-Mangel
- Konzentrationsstörungen ➔ Qi-Mangel / Blut-Mangel
- Vergesslichkeit ➔ Qi-Mangel / Blut-Mangel
- Krankheit / Überlastung ➔ Niere / Leere-Zustand
- Erschöpfung / Schwäche ➔ Niere / Leere / Qi-Mangel / Blut-Mangel

Symptomanalyse

- Blässe ➔ Qi-Mangel / Blut-Mangel
- Orthostatischer Schwindel ➔ Leere / Qi-Mangel / Blut-Mangel
- Schweißneigung tags ➔ Qi-Mangel
- Meteorismus ➔ Milz-Qi-Mangel
- Weicher Stuhl / Diarrhoe ➔ Milz-Qi-Mangel
- Inappetenz ➔ Milz-Qi-Mangel
- Verschwommenes Sehen ➔ Blutmangel
- Palpitationen ➔ Herz / Qi-Mangel / Blut-Mangel / Yin-Mangel
- Puls: dünn, schwach, rau ➔ Leere / Qi-Mangel / Blut-Mangel
- Zunge: blass, geschwollen ➔ Leere / Qi-Mangel

© Dr. Michael Rupprecht 2024

Syndromdiagnose in 7 Stufen

1. Kälte ➔ Blässe, Zungenblässe (S. 18ff)
2. Leere ➔ Erschöpfung, Blässe, Schwindel, Ängstlichkeit, Palpitationen, Verdauungsschwäche, Schweißneigung, Konzentrationsstörungen, Vergesslichkeit, dünner Puls, geschwollene + blasse Zunge (S. 22ff)
3. Innen ➔ Ausschließlich Symptome innerer Disharmonien (S. 27ff)
4. Grundsubstanzen ➔ Qi-Mangel, Shen-Störung, Blut-Mangel (S. 30/36/34)
5. Disharmonisierende Faktoren ➔ Überlastung, lange Krankheit (S. 40)
6. Äußeres Syndrom / Leitbahn ➔ keine äußere Symptomatik
7. Inneres Syndrom / Organe
   - Herz: Palpitationen, Schlafstörungen, Ängstlichkeit, Vergesslichkeit, Schwindel, Ruhelosigkeit (S. 45)
   - Milz: Erschöpfung, Schwäche, Verdauungsstörungen, Blässe, große Zunge (S. 46)
   - Niere: Erschöpfung, Überlastung lange Krankheit, Angst (S. 44)

Pathomechanismus

- Lange andauernde berufliche Überlastung verbraucht Qi der Niere
- Lange, schwere Erkrankungen ➔ schwächt Qi / Blut / Herz / Niere
- Lange psychischen Belastungen ➔ schwächt Qi / Herz / Niere
- Chronische Überarbeitung ➔ schwächt Qi / Blut / Herz / Niere
- Fehlerhafte Ernährung ➔ schwächt Qi und Blut / Milz
- Jede lange Überlastung / Krankheit verbraucht Qi / Yang / Yin der Niere
- Ein Teil der hier vorliegenden Symptome kann auch als Yin-Mangel interpretiert werden (Blut = Yin). Zungenschwellung mit Blässe und Verdauungsstörungen sprechen jedoch für einen vorrangigen Qi-Mangel (Milz) mit Tendenz zum Yang-Mangel (Niere)
- Vorrangig sind Qi- und Blut-Mangel von Milz und Herz

Diagnose

- Kälte / Leere / Innen / Qi-Mangel, Shen-Störung, Blut-Mangel / Überlastung, lange Krankheit / keine Leitbahn / Herz, Milz, Niere

- **Syndrom ➔ Herz-Blut- und Milz-Qi-Mangel (Leere-Syndrom)**
- Leere-Zustand von Niere, Herz, Milz
- Leere-Zustand von Qi und Blut
- Qi-Mangel im Übergang in Yang-Mangel

Therapieprinzipien

- Schlaf fördern
- Geist (Shen) beruhigen
- Qi und Blut tonisieren
- Milz tonisieren
- Herz tonisieren
- Niere tonisieren
- Yang wärmen

Auswahl möglicher Akupunkturpunkte:

- Allgemein schlaffördernde Punkte: Du20, YinTang, Anmian, Hz7, Mi6
- Herz beruhigen / stärken: Hz7, Pe6, Bl15
- Tonisieren Qi / Milz / Niere: Ma36, Ren6, Bl20, Bl23, Mi6, Ni7
- Tonisieren Blut: Bl17, Mi10, Ma36, Le8, Mi6

- Akupunkturvorschlag: YinTang, AnMian, Hz7, Ren6, Bl15, Bl20, Ma36, Mi6
  Evtl. Moxibustion Ren6, Ma36, Bl20
  12 Akupunkturbehandlungen 1 bis 2 x pro Woche

Kräuterrezeptur

- **Gui Pi Tang** → S. 125
  Ergänzt Qi und Blut, tonisiert Milz und Herz

Lebensweise

- Entlastung, Schonung
- Lebensorganisation, Schlafhygiene
- Mäßiger Ausdauersport (kein Wettkampf)
- Hobbys
- Spiritualität

Diätvorschlag

- Reduzieren: Kaltes, Rohkost, Zucker, Gebratenes, Frittiertes, Südfrüchte, Fettes, Milchprodukte, üppige Abendmahlzei
- Bevorzugen: Ausreichendes, warmes Frühstück, Warmes, Gekochtes, Süßes, Reis, Hafer, gedünstetes Obst, Kaffee, Fencheltee, Ingwer, warme Gewürze
- Blut: Warmes bis leicht Kühles, rote Früchte, Saures, Fleisch, Fisch, Getreide, Hülsenfrüchte, Tofu, grüne Salate / Gemüse

Literatur / Quellen

- **C. Focks:** Leitfaden Chinesische Medizin. Urban & Fischer. 6. Auflage. München 2010: S. 1616, 950, 977, 1024. Diätetik: S. 782 ff.
  7. Auflage 2018: S. 159, 76, 106. Diätetik: Band Grundlagen: S. 1043 ff.
- **S. Englert:** Großes Handbuch der Chinesischen Phytotherapie, Akupunktur und Diätetik. Verlag für Ganzheitliche Medizin Dr. Erich Wühr GmbH. Kötzting /Bayer. Wald 2002: S. 138
- **S. Englert:** Checkliste Chinesische Diätetik. Haug Verlag. Stuttgart 2011: S. 378
- **B. Temelie:** Ernährung nach den Fünf Elementen: Joy Verlag 2001
- **B. Temelie, B. Trebuth:** Das Fünf Elemente Kochbuch: Joy Verlag 2009

Schlafstörung 3
Herz- und Nieren-Yin- Mangel mit Leere-Hitze
(Disharmonie zwischen Herz und Niere)
Eingangsbeispiel 3

Symptome

- Älterer Mensch
- Psychische Überlastung
- Chronische Rückenschmerzen
- Erschöpfung / Schwäche
- Ein- Durchschlafstörungen
- Viele Träume
- Hitze Abends / Nachts (Füße, Hände, Decolette`)
- Nachtschweiß
- Rote Wangen
- Palpitationen
- Unruhe / Nervosität
- Ängste
- Vergesslichkeit
- Konzentrationsstörungen
- Trockene Schleimhäute
- Trockener Stuhl / Obstipation
- Puls: dünn, schnell
- Zunge: klein, rot, Spitze rot, wenig trockener Belag

Symptomanalyse

- Älterer Mensch → Essenz (Ying)- / Yin- / Yang-Mangel
- Psychische Überlastung → Yin-Mangel / Niere / Herz
- Rückenschmerzen → Leere / Niere / Meridianachse TaiYang
- Erschöpfung / Schwäche → Leere / Yin-Mangel / Niere
- Einschlafstörungen → Herz / Shen / Yin-Mangel / Blut-Mangel
- Viele Träume → Herz
- Nachtschweiß → Yin-Mangel / Niere
- Hitze abends / nachts (Füße, Hände, Decollete´) → Yin-Mangel / Leere-Hitze
- Rote Wangen → Leere-Hitze

Symptomanalyse

- Palpitationen → Herz / Leere
- Unruhe / Nervosität → Herz / Shen / Hitze / Yin-Mangel
- Ängste → Niere / Shen / Yin-Mangel
- Vergesslichkeit → Leere / Shen / Blut
- Konzentrationsstörungen → Leere / Shen / Blut
- Trockene Schleimhäute → Trockenheit / Yin-Mangel (Blut + Säfte)
- Trockener Stuhl / Obstipation → Trockenheit / Yin-Mangel (Säftemangel)
- Puls: dünn, schnell → Leere / Hitze
- Zunge: klein, rot, Spitze rot, wenig trockener Belag → Hitze / Trockenheit / Yin-Mangel

Syndromdiagnose in 7 Stufen

1. Hitze ➔ abendliche Hitze, Palpitationen, Unruhe, Insomnie, Obstipation, rote Zunge, rote Wangen ➔ hier Leere-Hitze (S. 18ff/21)
2. Leere ➔ Erschöpfung, Schwäche, Alter, Vergesslichkeit, Konzentrationsschwäche, Angst, dünner Puls. Überwiegend Yin-Mangel-Symptome (S.22f)
3. Außen ➔ Rückenschmerzen, Schmerzlokalisation TaiYang (S. 27)
   Innen ➔ Multiple Leere-Symptome innerer Organe, Chronizität
4. Grundsubstanzen ➔ Essenz (Jing), Säfte, Blut ➔ Yin-Mangel, Shen (S. 25)
5. Disharmonisierende Faktoren ➔ Alter (S. 41)
6. Leitbahn ➔ Fehlender Qi-Fluß im TaiYang = Dü + Bl (S. 42)
7. Inneres Syndrom / Organe
   - Herz: Insomnie, Unruhe, Vergesslichkeit (S. 45)
   - Niere: Erschöpfung, Alter, chronische Dorsalgie, Ängste, Leere-Hitze-Zeichen, Nachtschweiß (Yin-Mangel-Symptome) (S. 44)

Pathomechanismus

- Alter / Chronische Erkrankungen, langdauernde Überlastung
- Anhaltende emotionale / psychische Überlastung
- Seelisches / psychisches Trauma
- ➔ Schwächen Yin der Niere ➔ kann Herz-Yin nicht mehr nähren
- ➔ Durch fehlendes Yin als Gegenpart zu Yang entsteht Leere-Hitze (Herz-Feuer) ➔ flammt empor
- Anhaltende Hitze verbraucht Säfte ➔ Trockenheit
- Überbegriff der Symptomatik ➔ Yin-Mangel

➔ Mangel von Herz- und Nieren-Yin mit Leere-Hitze

Diagnose

- Hitze / Leere / Außen + Innen / Essenz, Säfte, Blut, Shen / Überlastung, Krankheit, Trauma / TaiYang / Herz, Niere

Syndrom ➔ Herz- und Nieren-Yin-Mangel mit Leere-Hitze

Synonyme: Herz und Niere verbinden sich nicht,
Disharmonie zwischen Herz und Niere

Therapieprinzipien

- Schlaf fördern
- Shen beruhigen
- Yin von Herz und Niere tonisieren
- Leere-Hitze ausleiten

➔Eine Behandlung der Rückenschmerzen allein über das Modell der Meridiane, wie im Eingangsbeispiel 1, ist hier nicht ausreichend. Im Vordergrund steht die Behandlung des Syndroms

Auswahl möglicher Akupunkturpunkte:

- Allgemein schlaffördernde Punkte: Du20, YinTang, Anmian, Hz7, Mi6
- Herz beruhigen / Herz-Yin stärken: Bl15, Hz7, Hz6 (Hitze + Yin-Mangel)
- Tonisieren Niere / Yin: Bl23, Ni3, Ni6
- Tonisieren Yin generell: Bl23, Ren 4, Mi6, Ni3, Ni6

- Akupunkturvorschlag: YinTang, AnMian, Hz6, Ren4, Bl15, Bl23
  Mi6

Wenig Nadeln. Keine Moxibustion bei Yin-Mangel mit Leere-Hitze
Behandlungsfrequenz 1 bis 2 x pro Woche nach Verträglichkeit

Kräuterrezeptur

- **Tian Wang Bu Xin Dan:** → S. 128
  Tonisiert Yin, nährt Blut, kühlt Hitze, beruhigt Shen

Lebensweise

- Entlastung, Schonung auf Dauer
- Lebensorganisation,
- Leichte, regelmäßige Bewegung
- Spiritualität

Diätvorschlag

- Reduzieren: Heißes, Trocknendes, scharfe Gewürze, Kaffee, Spirituosen, Tabak
- Bevorzugen: Obst (befeuchtend, leicht kühlend), Weintraube, Kirsche, Milchprodukte, tierisches Eiweiß, Schweinenieren, Fisch, Sesamöl, Salz

Literatur / Quellen

- **C. Focks:** Leitfaden Chinesische Medizin. Urban & Fischer. 6. Auflage. München 2010: S. 1613. Diätetik: S. 782 ff.

  7. Auflage 2018: S. 164. Diätetik: Band Grundlagen: S. 1043 ff.
- **S. Englert:** Großes Handbuch der Chinesischen Phytotherapie, Akupunktur und Diätetik. Verlag für Ganzheitliche Medizin Dr. Erich Wühr GmbH. Kötzting /Bayer. Wald 2002: S. 138
- **S. Englert:** Checkliste Chinesische Diätetik. Haug Verlag. Stuttgart 2011: S. 381
- **B. Temelie:** Ernährung nach den Fünf Elementen: Joy Verlag 2001
- **B. Temelie, B. Trebuth:** Das Fünf Elemente Kochbuch: Joy Verlag 2009

5.4 Kinderwunsch, Leere, Kälte, Stagnation

Kinderwunsch
Leere, Kälte, Stagnation

Symptome

- Beamtin, 33 J., Leitungsposition
- Verheiratet, Kinderwunsch
- Ehrgeizig, perfektionistisch
- Körperlich erschöpft
- Geistig-seelisch erschöpft
- Ständig müde
- Frustriert, verstimmt, wütend
- Bruxismus
- Angst
- Häufige Erkältungen
- Blässe
- Schmerz + Schwäche Rücken
- Friert, kalte Extremitäten
- Süßhunger, Blähungsneigung
- Frühstück: Brezel auf Autofahrt
- PMS: Schmerz, Kälte, Reizbarkeit
- Blutung: stark 7 Tage
- Zyklus: 21-28 Tage, gelegentlich Zwischenblutungen
- Fluor, hell, dünnflüssig
- Zunge: groß, blass, heller Belag
- Puls: fadenförmig

Symptomanalyse

- Leitungsposition → primär energetischer Fülle-Zustand
- Unerfüllter Kinderwunsch → Verschiedene Ursachen möglich / Niere
- Ehrgeizig, perfektionistisch → Neigung zu Leber-Qi-Stagnation
- Körperlich erschöpft → Leere / Niere / Milz / Leber-Qi-Stagnation
- Geistig-seelisch erschöpft → Leere / Niere / Milz / Leber-Qi-Stagnation
- Ständig müde → Leere / Niere / Milz / Leber-Qi-Stagnation
- Frustriert, verstimmt, wütend → Leber-Qi-Stagnation
- Bruxismus → Leber-Qi-Stagnation
- Angst → Leere / Niere
- Häufige Erkältungen → Qi-Leere / Lunge

Symptomanalyse

- Blässe → Leere / Qi / Yang / Blut / Kälte
- Schmerz + Schwäche Rücken → Leere / Niere / Leitbahn Taiyang
- Friert, kalte Extremitäten → Yang-Leere / Niere / Qi-Stagnation
- Süßhunger, Blähungsneigung → Qi-Leere / Milz
- Frühstück: Brezel auf Autofahrt → schlechte Ernährung schwächt Milz
- PMS: Schmerz, Kälte, Reizbarkeit → Leber-Qi-Stagnation, Kälte
- Blutung: stark 7 Tage → Milz-Nieren-Yang-Mangel, Blut-Mangel
- Zyklus: 21-28 Tage, Zwischenblutungen → vielfältige Ursachen
- Fluor, hell, → Qi-Yang-Leere / Milz / Niere
- Zunge: groß, blass, heller Belag → Qi / Yang-Leere / Milz / Niere
- Puls: fadenförmig → Leere-Zustand / Niere

Syndromdiagnose in 7 Stufen

1. Kälte ➔ Frieren, kalte Extremitäten, Blässe, blasse Zunge, heller Fluor (S.18ff)
2. Leere ➔ Überarbeitung, Müdigkeit, körperlich-geistige Erschöpfung, Angst, Erkältungsneigung, Ernährung, Verdauungsstörungen, Dorsalgie, Kälte, Blässe, große Zunge, fadenförmiger Puls, Blutungsstörungen (S. 22ff)
3. Innen ➔ Multiple Leere-Symptome innerer Organe. Außen ➔ Taiyang (S.27ff)
4. Grundsubstanzen ➔ Qi-Blut-Mangel, Qi-Stagnation, Yang-Mangel (S. 30/33/25)
5. Disharmonisierende Faktoren ➔ chron. Überlastung, Wut, Ernährung (S. 40)
6. Leitbahn ➔ geringer Qi-Fluß im Taiyang (Dü + Bl) durch innere Ursache (S. 42)
7. Inneres Syndrom / Organe
   - Leber: Stagnation ➔ Zwanghaftigkeit, Frustration, Wut, PMS, Bruxismus, kalte Füße (S.44)
   - Niere: Erschöpfung, Fertilitätsstörung, Angst, Dorsalgie, Zunge (S. 44)
   - Milz: Süßhunger, Blähungen, Fluor (S. 46)
   - Lunge: Infektneigung (S. 45)

Pathomechanismus

- Primär Leistungsbereitschaft, Neigung zu Leber-Qi-Stagnation
- Anhaltende berufliche Überlastung
- Ständige Anspannung / Angst / emotionale Überlastung
- Kinderwunsch als zusätzlicher Leistungsdruck

➔Schwächen Qi und Yang von Niere / Milz / Lunge ➔ Erschöpfung

➔Schlechte Ernährung ➔ Milz-Qi-Mangel ➔ Blutungsneigung,

➔Milz-Qi / Nieren-Yang-Mangel ➔ Fluor / Zyklusstörungen / Rückenschmerzen

Aufgrund des Leere-Zustandes findet sich hier nicht der zu bei einer Leber-Qi-Stagnation eigentlich zu erwartende gespannte Puls

Diagnose

- Kälte / Leere / Innen / Qi-Mangel, Qi-Stagnation, Blut-Mangel, Shen / Überarbeitung, Wut, Angst, Ernährung / TaiYang / Leber, Niere, Milz, Lunge

Syndrom ➔ Leber-Qi-Stagnation, Milz-Qi und Nieren-Yang-Mangel, Blut-Mangel (Leere-Syndrom)

Therapieprinzipien

- Milz-Qi tonisieren und wärmen
- Nieren-Yang tonisieren und wärmen
- Blut tonisieren
- Leber-Qi-Stagnation bewegen

Auswahl möglicher Akupunkturpunkte

- Beruhigen, seelisch ausgleichen: Du20, YinTang
- Leber-Qi bewegen: Bl18, Le14, Di4, Le3, Pe6
- Tonisieren Milz-Qi: Bl20, Ren6, Ren4, Ma36, Mi9, Mi6, Mi4
- Tonisieren Nieren-Yang: Bl23, Ren4, Ni3, Ni7, Du4
- Tonisieren Blut: Bl17, Ma36, Mi10, Mi6, Le8
- Lokalpunkte Kinderwunsch: Ma29, Bl32, Mi6
- Moxibustion: Bl20, Bl23, Ren6, Ren4, Du4, Ma36, Ni7

- Akupunkturvorschlag: Du20, Bl17, Bl20, Ren6, Ma36, Mi6, Le3
  Variation nach Beschwerden. Moxibustion: Ren6, Bl23, Ma36
- Wenige Nadeln, 1 bis 2 x / Woche über 3 bis 9 Monate

Kräuterrezeptur

- **Auswahl möglicher Rezepturen:** ➔ S. 124/125/126/128
- Gui Pi Tang: tonisiert Qi und Blut, stärkt Milz
- Shi Quan Da Bu Tang: stärkt Qi und Blut, wärmt
- You Gui Wan: stärkt und wärmt Nieren-Yang
- Xiao Yao San: bewegt Qi, stärkt Qi und Blut

Lebensweise

- Entlastung, Schonung
- Lebensorganisation, Ausgleich,
- Später leichter Ausdauersport

Diätvorschlag

- Reduzieren: Kaltes, Rohkost, Zucker, Gebratenes, Frittiertes, Südfrüchte, Milchprodukte, üppige Abendmahlzeit
- Bevorzugen: Ausreiches, warmes Frühstück, Warmes, Gekochtes, Süßes, Reis, Hafer, gedünstetes Obst, Kaffee, Fencheltee, Ingwer, warme Gewürze
- Blut: Warmes bis leicht Kühles, rote Früchte, Saures, Fleisch, Fisch, Getreide, Hülsenfrüchte, Tofu, grüne Salate / Gemüse

➔ Regelmäßige warme Mahlzeiten mit ausreichender Zeit

Verlauf

Erfolgte Behandlung:

- Start: YinTang, Bl17, Bl20, Ren6, Ma36, Mi6, Le3,
  Moxibustion: Bl20, Ren6, Ma36
- Später auch: Mi10, Bl18, Le14, Pe6, Le8, Le3, Ni3, Ma29, Bl23, Bl32,

- **Kräuterrezepturen:** → S. 125/128
- Start mit Gui Pi Tang
- Später You Gui Wan

Behandlung über 8 Monate. Spontane Schwangerschaft

Literatur / Quellen

- **C. Focks:** Leitfaden Chinesische Medizin. Urban & Fischer. 6. Auflage. München 2010:
  - Leber-Qi-Stagnation: S. 996. 7. Auflage 2018: S. 128
  - Milz-Qi-Mangel: S. 977. 7. Auflage 2018: S. 106
  - Milz- und Nieren-Yang-Mangel: S. 1035. 7. Auflage 2018: S. 170
  - Nieren-Yang-Mangel: S. 1010 7. Auflage 2018: S. 144
  - Gynäkologie: S. 1365. 7. Auflage 1018: S. 569, 647
  - Diätetik: S. 782 ff. 7. Auflage 2018: Band Grundlagen S. 1043 ff.
- **S. Englert:** Checkliste Chinesische Diätetik. Haug Verlag. Stuttgart 2011: S. 378, 381
- **B. Temelie:** Ernährung nach den Fünf Elementen: Joy Verlag 2001
- **B. Temelie, B. Trebuth:** Das Fünf Elemente Kochbuch: Joy Verlag 2009

5.5 Cephalgie, Verspannung, Erschöpfung, Hitze

Chronische Cephalgie
Verspannung, Erschöpfung, Hitze
Fülle-Leere-Syndrom

Symptome

- Frau 42 J., Lehrerin
- Blass / Erröten bei Gespräch
- Rezidivierende Cephalgie
- Stirn / Schläfe / Auge rechts
- Schmerz intensiv, pochend
- Hitze im Kopf
- Stress / Erschöpfung löst aus
- Lokale Kühlung lindert
- Bewegung „mit Hund“ lindert
- Verspannung Schulter-Nacken
- Ziehen in Oberbauch / Rippenbog
- Seelische Erschöpfung
- Stimmungsschwankungen
- Unruhe, Panikattacken abends
- Rotwein lindert Anspannung
- Atembeklemmung
- Puls: dünn, gespannt
- Zunge: eher groß, leicht rötlich
  Ränder rötlich

Symptomanalyse

- Blass / Erröten bei Gespräch ➔ Qi-Leere / Kälte / aufsteigende Hitze
- Rezidivierende Cephalgie ➔ Qi-Stagnation
- Stirn / Schläfe / Auge rechts ➔ ShaoYang-Leitbahn / Leber
- Schmerz intensiv, pochend ➔ Fülle / aufsteigendes Yang
- Hitze im Kopf ➔ Hitze / aufsteigendes Yang
- Stress / Erschöpfung löst aus ➔ Leber-Qi-Stagnation / Leere / Niere
- Lokale Kühlung lindert ➔ Lokale Hitze
- Bewegung mit Hund lindert ➔ Leber-Qi-Stagation
- Verspannung Schulter-Nacken ➔ Qi-Stagnation, ShaoYang-Leitbahn

Symptomanalyse

- Ziehen im Oberbauch ➔ Leber-Qi-Stagnation
- Seelische Erschöpfung ➔ Qi-Leere / Shen / Herz / Niere
- Stimmungsschwankungen ➔ Leber-Qi-Stagnation
- Unruhe, Panikattacken abends ➔ Herz / Yin-Mangel
- Atembeklemmung ➔ Qi-Stagnation im Thorax
- Rotwein lindert Spannung ➔ Leber-Qi-Stagnation / chronischer Alkoholgenuss schwächt Leber-Yin
- Puls: dünn, gespannt ➔ Leere / Qi-Stagnation
- Zunge: eher groß, leicht rötlich
  rötlicher Zungenrand ➔ Qi-Mangel / Hitze, Leber-Qi-Stagnation

Syndromdiagnose in 7 Stufen

1. Hitze ➔ Erröten, Hitze im Kopf (Flush), Kühlung lindert, Unruhe, rote Zunge (S. 18ff)
2. Leere ➔ Erschöpfung, Erschöpfung löst Cephalgie aus, Unruhe abends, Blässe, dünner Puls. Lokale Fülle ➔ starker, pulsierender Schmerz. (S. 22ff)
3. Innen ➔ Leere-Symptome innerer Organe. Außen ➔ Shaoyang (S. 27/42)
4. Grundsubstanzen ➔ Qi-Stagnation / Qi-Mangel / Shen / Yin-Mangel (S. 32/25)
5. Disharmonisierende Faktoren ➔ Erschöpfung, Stress, Alkohol (S. 40)
6. Leitbahn ➔ Shaoyang-Cephalgie, Nackenverspannung Shaoyang (S. 42)
7. Inneres Syndrom / Organe
   - Leber: Stagnation ➔ Stress, Verspannung, Stimmungsschwankungen, pulsierender Schmerz Shaoyang + Auge, Stagnationsbeschwerden in Thorax und Oberbauch, Alkoholkonsum, Bewegung bessert, gespannter Puls, rote Zungenränder (S. 44)
   - Niere: Erschöpfung, Unruhe abends + aufsteigende Hitze als Yin-Mangel-Zeichen (S. 44)
   - Herz: Unruhezustände (S. 45)

Pathomechanismus

- Stress verstärkt konstitutionelle Anlage zur Leber-Qi-Stagnation
- ➔ führt zu Qi-Stagnation im ShaoYang ➔ Spannungs-Kopfschmerz
- Überlastung und ständige Anspannung schwächen Nieren-Qi aber auch Nieren-Yin ➔ Leere / Erschöpfung
- Chronischer Alkoholkonsum schwächt zusätzlich Leber-Yin
- ➔ Anhaltende Leber-Qi-Stagnation führt zu Erhitzung und Aufsteigen des Yang. Geschwächtes Yin kann Yang nicht kontrollieren ➔ führt zum Aufsteigen und Stauung von Leber-Yang und Hitze im Kopf
  ➔ lokale Fülle-Kopfschmerzen / Migräne
- ➔ Leber-Yang beeinträchtigt Herz / Shen ➔ Unruhe, Panik

Diagnose

- Hitze / Leere + Fülle / Innen + Außen / Qi-Leere, Qi-Stagnation, Shen, Yin / Stress, Erschöpfung, Alkohol / ShaoYang / Leber, Niere, Herz

Syndrom ➔ Aufsteigendes Leber-Yang (Fülle-Leere-Syndrom)

- Shao-Yang-Cephalgie
- Nieren-Yin-Mangel, Herz-Qi-Mangel

Therapieprinzipien: Im Vordergrund steht Qi-Stagnation

- Leber-Qi-Stagnation bewegen / Leber-Yang absenken
- Nieren-Yin stärken
- Herz-Qi stärken und Shen beruhigen
- Qi-Stagnation in Schläfenregion / Nacken bewegen (ShaoYang)

Auswahl möglicher Akupunkturpunkte

- Shao-Yang-Cephalgie: TaiYang, Gb14, Gb20, Di4, 3E5, Gb41,
- Shen beruhigen: Du20, YinTang, Hz7, Pe6
- Leber-Qi-Stagnation bewegen: Di4, Le3, Pe6, Ren17, Le14, Bl18, Gb34
- Leber-Yang absenken: Du20, Gb20, Di4, Le3, Le2 (Hitze)
- Nieren-Yin stärken: Bl23, Ren4, Mi6, Ni3, Ni6
- Herz stärken / beruhigen: Bl15, Ren14, Hz7, Hz6, Pe6
- Nacken-Verspannung: Gb20, Gb21, 3E5, Gb34, Bl60

- **Akupunkturvorschlag:** Du20, TaiYang, Gb20, Di4, Bl15, Bl23, Ren4, Gb34, Mi6, Le3
- 12 Sitzungen 2 x pro Woche, sedierende / tonisierende Technik

Kräuterrezeptur

- **Tian Ma Gou Teng Yin:** → S. 127
  Beruhigt Leber, beseitigt Wind und Hitze,
  tonisiert Niere und Leber

- Lebensweise
- Meiden von Stress, ausreichende Erholung
- Regelmäßiger Sport (Bewegung bewegt Qi-Stagnation)
- Ausgleichende Hobbys, Qi Gong
- Spiritualität

Diätvorschlag

- **Diätetetik:**
- Reduzieren: Alkohol, Kaffe, heiß-scharfe Lebensmittel (Knoblauch), viel Zucker, Gebratenes, Gegrilltes, Fettes, Überessen
- Bevorzugen: Zeit nehmen zum Essen in ruhiger Atmosphäre
  Kühle, neutrale, Lebensmittel: Getreide, Reis, Pfefferminze, Obstsäfte, Gemüse: Gurke, Tomaten, Sprossen, Kohl, Früchte: Apfel, Melone

Verlauf

- Erfolgte Behandlung: 12 x Akupunktur, 2 x pro Woche
- YinTang, Gb20, Gb21, Di4, Bl15, Bl23, Ren4,
  Gb34, Mi6, Le3
- **Kräuterrezeptur:** Tian Ma Gou Teng Yin → S. 127
- Beschwerdefreiheit nach zehn Behandlungen 2 x pro Woche
- Sechs weitere Sitzungen auf Wunsch 1 x pro Woche
- Beginn Zumba-Kurs

Literatur / Quellen

- **C. Focks:** Leitfaden Chinesische Medizin. Urban & Fischer. 6. Auflage. München 2010: Diätetik: S 794. 7. Auflage Bd. Grundlagen: S. 1043ff
- Leber-Qi-Stagnation: S. 996, 1567 7. Auflage 2018: S. 128
- Aufsteigendes Leber-Yang: S. 1000, 1566 7. Auflage 2018: S. 132
- Nieren-Yin-Mangel: S.1015 7. Auflage 2018: S. 149
- **S. Englert:** Checkliste Chinesische Diätetik. Haug Verlag. Stuttgart 2011: S. 292
- **B. Temelie:** Ernährung nach den Fünf Elementen: Joy Verlag 2001
- **B. Temelie, B. Trebuth:** Das Fünf Elemente Kochbuch: Joy Verlag 2009

5.6 Zwei Arten von Schwindel

Schwindel 1
Leere-Syndrom

Symptome

- Frau, 49 Jahre
- Anamnestisch gesund + agil
- Drehschwindel seit 1 Jahr
- Gangunsicherheit
- Kollaps bei Sport / Anstrengung
- RR 100/70
- Starke Müdigkeit
- Schläft 9-10 Stunden unruhig
- Überlastungsgefühl beruflich
- Chronische Anspannung
- Körperlich-seelische Erschöpfung
- Konzentrationsstörungen
- Brustbeklemmung, Globusgefühl
- Unbestimmte Angst („bin krank, keiner findet etwas")
- Lumbalgie seit 2 Jahren
- Braucht Wärme
- Blässe / friert
- Süßhungerattacken
- Grübelt
- Puls: dünn, gespannt
- Zunge: groß, Zahnkerben, blass

Symptomanalyse

- Anamnestisch gesund + agil → ursprünglich Fülle-Zustand
- Drehschwindel seit 1 Jahr → Fülle und Leere-Zustand möglich
- Gangunsicherheit → Fülle oder Leere
- Kollaps bei Sport / Anstrengung → Leere-Zustand
- RR 100/70 → Leere-Zustand
- Starke Müdigkeit → Leere-Zustand / Niere / Milz
- Schläft 9-10 Stunden unruhig → Qi-Mangel / Blut-Leere / Herz
- Überlastungsgefühl beruflich → Leere-Zustand / Qi-Stagnation
- Chronische Anspannung → Qi-Stagnation / Leber
- Körperlich-seelische Erschöpfung → Qi-, Yang,- Blut,- Yin-Mangel / Niere / Milz / Herz

Symptomanalyse

- Konzentrationsstörungen → Leere / Milz / Herz
- Brustbeklemmung, Globusgefühl → Qi-Stagnation / Leber
- Unbestimmte Angst (bin krank, keiner findet etwas) → Leere / Niere
- Lumbalgie seit 2 Jahren → Leere / Innen: Niere / Außen: Taiyang
- Braucht Wärme → Kälte / Leere / Yang-Leere
- Blässe, friert → Qi-, Yang-, oder Blut-Leere / Kälte
- Süßhungerattacken → Milz
- Grübelt → Milz
- Puls: dünn, gespannt → Leere / Qi-Stagnation
- Zunge: groß, Zahnkerben, blass → Qi-, Yang-Leere / Kälte / Milz

Syndromdiagnose in 7 Stufen

1. Kälte ➔ Frieren, Blässe, Zunge groß, blass (S.18ff)
2. Leere ➔ Kollaps, Hypotonie, Müdigkeit, Schlafbedarf, Überlastungsgefühl, Erschöpfung, Konzentrationsstörungen, Angst, chronische Lumbalgie, Blässe, Süßhungerattacken, dünner Puls, Zunge blass, geschwollen (S.22ff)
3. Innen ➔ Chronizität, Leere-Symptome innerer Organe (S.27ff/43ff)
   Außen ➔ Lumbalgie ➔ TaiYang (S. 42)
4. Grundsubstanzen ➔ Qi-Leere / Qi-Stagnation / Blut-Leere (S. 30/32/34)
5. Disharmonisierende Faktoren ➔ berufliche Überlastung (S. 40)
6. Leitbahn ➔ Lumbalgie Taiyang (Bl + Dü) (S. 42)
7. Inneres Syndrom / Organe
   - Milz: Müdigkeit, Konzentrationsstörungen, Grübeln, Süßhunger, Zunge geschwollen, blass
   - Niere: Leere-Symptome, Erschöpfung, chronische Lumbalgie, Angst, dünner Puls (S. 44)
   - Leber: Anspannung, Beklemmung, gespannter Puls (S. 44)

Pathomechanismus

- Chronische Überlastung
- ➔ führt zu Qi-Stagnation und Qi-Mangel, evtl. auch Blut-Mangel
- ➔ anhaltende Qi-Stagnation verstärkt Qi-Mangel (Milz / Niere)
- ➔ durch Hinzukommen von Kälte wird Qi-Mangel zu Yang-Mangel (Niere)
- ➔ aufgrund des Leere-Zustands des Milz-Qi und des Nieren-Yangs (evtl. auch Blut-Mangel)
- ➔ kann Yang nicht zum Kopf aufsteigen

➔ Schwindel durch Leere-Zustand

Diagnose

- Kälte / ursprünglich Fülle, jetzt Leere / Innen + Außen / Qi, Blut / TaiYang / Milz und Niere

Syndrom ➔ Milz-Qi und Nieren-Yang-Mangel (evtl. auch Blut-Mangel) (Leere-Syndrom)

- Therapieprinzipien: Im Vordergrund steht Leere-Zustand
- Qi tonisieren (Milz)
- Tonisieren und Wärmen des Nieren-Yang
- Qi-Stagnation bewegen
- Evtl. Blut tonisieren
- Behandlung der Lumbalgie über Meridianachse Taiyang hier sekundär

Auswahl möglicher Akupunkturpunkte

- Yang anheben: Du20 tonisierende Nadeltechnik
- Qi und Milz tonisieren: Bl20, Ren6, Ma36
- Yang der Niere tonisieren: Bl23, Du4, Ren4, Ni3, Ni7
- Herz beruhigen: Du20, Pe6, Bl15
- Blut tonisieren: Bl17, Ren4, Mi6 (tonisiert Yin)
- Qi-Stagnation bewegen: Ren17, Pe6

- Akupunkturvorschlag: Du20, Ren17, Ren4, Bl23, Pe6, Ma36, Ni3
  Moxibustion: Ren4, Bl23, Ma36

Tonisierende Nadeltechnik, wenige Nadeln, 1–2 x/ Woche, 12 Sitzungen

Kräuterrezeptur

- **Shi Quan Da Bu Tang:** → S. 124
  Modifikation von Ba Zhen Tang.
- Tonisiert Qi und Blut und wärmt

Lebensweise

- Schonung
- Meiden von Stress.
- Leichte Bewegung, später spaßbetonter Sport
- Ausgleichende Hobbys

Diätvorschlag

- Reduzieren: Kaltes, Rohkost, Milchprodukte, Weizen, viel Zucker, Südfrüchte, Gebratenes, Frittiertes
- Bevorzugen: 3 x täglich warm essen, Hafer,- Hirse, Reis, Suppen, Getreidebreie, Gedünstetes, Eintöpfe, Gemüse, Kartoffeln, Karotten, Hülsenfrüchte, Fenchel, Kohl, Huhn, Schaf, Rind, Lachs, Ingwer, Zimt

Verlauf

- Erfolgte Behandlung: 12 x Akupunktur, 2 x pro Woche
- YinTang, Ren6, Hz7, Bl15, Bl23, Ma36, Ni3. Tonisierende Nadeltechnik
  Moxibustion: Ren6, Bl23, Ma36

- **Kräuterrezeptur:** Shi Quan Da Bu Tang ➔ S. 124

- Ab 9. Sitzung kein Schwindel
- Energie und Stimmung viel besser. Kein Rückenschmerz
- Persistierendes Globusgefühl

Literatur / Quellen

- **C. Focks:** Leitfaden Chinesische Medizin. Urban & Fischer. 6. Auflage. München 2010: Diätetik: S. 782 7. Auflage 2018 Grundlagen: S. 1043f
- Schwindel: S. 1553 7. Auflage 2018: S. 795
- Milz-Qi-Mangel: S. 977 7. Auflage 2018: S. 106
- Nieren-Yang-Mangel: S. 1011 7. Auflage 2018: S. 144
- Herz-Blut-Mangel: S. 950 7. Auflage 2018: S. 76
- Leber-Qi-Stagnation: S. 996; 7. Auflage 2018: S. 128
- **S. Englert:** Checkliste Chinesische Diätetik. Haug Verlag. Stuttgart 2011 S. 378 / 380
- **B. Temelie:** Ernährung nach den Fünf Elementen: Joy Verlag 2001
- **B. Temelie, B. Trebuth:** Das Fünf Elemente Kochbuch: Joy Verlag 2009

Schwindel 2
Fülle-Leere-Syndrom

Symptome

- Mann, 39 Jahre
- Selbständig, hoher Arbeitsstress
- Beherrscht, leistungsbereit
- Schluckt Frust und Wut
- Existenzangst
- Erschöpft seit 2 Jahren
- Seit 2-3 Jahren stundenlange Drehschwindelanfälle morgens, zuletzt wöchentlich
- Heißer Kopf bei Schwindel
- Nackensteife / Cephalgie im Anfall
- Sehfeldverengung bei Schwindel
- Nach Schwindel erschöpft
- Tinnitus links
- leichte Gleichgewichtsstörung
- Generell schnell zu warm
- Stress verschlimmert
- Körperlich gut leistungsfähig
- Fahrradfahren tut gut
- Puls: dünn, gespannt
- Zunge: groß, gerötet, Ränder vermehrt gerötet

Symptomanalyse

- Selbständig, hoher Arbeitsstress → Qi-Stagnation / Leere
- Beherrscht, leistungsbereit → Qi-Stagnation
- Schluckt Frust und Wut → Qi-Stagnation / Leber
- Existenzangst → Leere / Niere
- Erschöpft seit 2 Jahren → Leere / Niere
- Seit 2-3 Jahren stundenlange Drehschwindelanfälle morgens, zuletzt wöchentlich → Fülle oder Leere möglich / Leber-Wind
- Heißer Kopf bei Schwindel → Aufsteigende Hitze / Yang
- Nackensteife / Cephalgie im Anfall → Qi-Stagnation / aufsteigendes Leber-Yang / außen: ShaoYang

Symptomanalyse

- Sehfeldverengung bei Schwindel → Leber
- Nach Schwindel erschöpft → Leere
- Tinnitus links → Fülle oder Leere möglich
- Leichte Gleichgewichtsstörung → Fülle oder Leere möglich
- Generell schnell zu warm → Hitze
- Stress verschlimmert → Leber-Qi-Stagnation
- Körperlich gut leistungsfähig → primär Fülle-Konstitution
- Fahrradfahren tut gut → Bewegung löst Qi-Stagnation
- Puls: dünn, gespannt → Leere / Qi-Stagnation
- Zunge: groß, gerötet, Ränder vermehrt gerötet → Hitze, Leber-Qi-Stagnation

© Dr. Michael Rupprecht 2024

Syndromdiagnose in 7 Stufen

1. Hitze ➔ genereller Hitzeüberschuss, heißer Kopf, Zunge gerötet (S. 18ff)
2. Fülle ➔ leistungsbereit, körperlich leistungsfähig, Sport lindert, Nackensteife. (S. 22ff)
   Leere ➔ Erschöpfung generell / nach Schwindel, Angst, dünner Puls
3. Innen ➔ Chronizität, Leere-Zustand (Yin), Organsymptome Leber + Niere, dünner Puls. Außen ➔ Nackensteife (Shaoyang) (S.27/42)
4. Grundsubstanzen ➔ Qi-Stagnation (S. 32) / Yin-Leere (S. 25)
5. Disharmonisierende Faktoren ➔ Arbeitsstress, Frust, Wut, Angst (F72ff)
6. Leitbahn: Qi-Stagnation im Shaoyang (3E + Gb) (S. 42)
7. Inneres Syndrom / Organe
   - Leber: Qi-Stagnation, Stress schlimmert, Augensymptome, Frust, Wut, Nackensteife, gerötete Zungenränder, gespannter Puls (S. 44)
   - Niere: Erschöpfung, Angst, Leere-Puls (S. 44)

Pathomechanismus

- Primär Fülle-Konstitution mit Neigung zu Leber-Qi-Stagnation
- ➔ Anhaltender Arbeitsstress und unterdrückte Frustration / Wut verstärken Leber-Qi-Stagnation ➔ Qi wird zu heißem, aufsteigendem Leber-Yang
- ➔ Chronische Arbeitsüberlastung und Angst schwächen Nieren-Energie,
  ➔ hier Entstehung von Nieren-Yin-, aber auch Leber-Yin-Mangel
  ➔ Yin kann Yang nicht mehr kontrollieren
- ➔ Stress, Übermaß an Yang und Schwäche des Yin führen zu aufsteigendem Leber-Yang (Cephalgie + Nackensteife)➔ dieses entwickelt sich weiter zu Leber-Wind (Schwindel)

➔ Schwindel durch Fülle(Yang)-Leere(Yin-)Zustand

Diagnose

- Hitze / Fülle und Leere / Innen + Außen / Qi, Yin / Stress, Wut, Frust, Angst / ShaoYang / Leber / Niere

Das Symptom Schwindel kann generell auf vielen Ursachen beruhen.
Die Einordnung erfolgt über Gesamtkonstellation der Symptome

Syndrom➔ Aufsteigendes Leber-Yang mit Leber-Wind bei Yin-Mangel
(Fülle-Leere-Syndrom)

Cave: Leber-Wind auch möglich durch Leber-Feuer oder Blut-Mangel (Mangel-Syndrom)

Therapieprinzipien

- Wind beseitigen
- Hitze ausleiten
- Leber-Yang beruhigen und absenken
- Yin von Niere und Leber stärken

Behandlung der Nackenbeschwerden (ShaoYang) hier sekundär

Auswahl möglicher Akupunkturpunkte

- Du20: beseitigt Leber-Wind, senkt aufsteigendes Yang ab, beruhigt
- YinTang (Ex-HN3): Psychisch ausgleichend, beruhigend,
- Gb20: beseitigt inneren Wind, beruhigt Leber-Yang, entspannt Nacken
- Du14: beseitigt Wind und innere Hitze, löst Nackenverspannung
- Bl18: Shu-Punkt der Leber, reguliert Leber
- Bl23: Shu-Punkt der Niere, stärkt Yin und Yang der Niere
- Di4: fördert Qi-Fluß, Fernpunkt Kopfregion
- Le3: Yuan-Punkt der Leber, reguliert Leber-Qi-Fluß, beruhigt Leber-Yang
- Le2: kühlt Hitze, beseitigt Leber-Wind,
- Le8: reguliert Leber-Qi, stärkt Blut
- Mi6: stärkt Yin und Blut, regelt Niere und Leber
- Ni3: Yuan-Punkt der Niere, stärkt Yin und Yang der Niere

Keine Moxibustion, da Hitze!

Kräuterrezeptur

- **Tian Ma Gou Teng Yin:** ➔ S. 127

  Beruhigt Leber, beseitigt Wind und Hitze, tonisiert Niere und Leber

Lebensweise

- Stressreduktion
- Arbeitspensum reduzieren, ökonomisieren
- spaßbetonter Sport
- ausgleichende Hobbys
- Lebensziele hinterfragen, Spiritualität

Diätvorschlag

Reduzieren: Scharfe Gewürze, Heißes, Gebratenes, Frittiertes, Rauchen, Alkohol, Kaffee, Zucker

- Bevorzugen: Zeit nehmen zum Essen in entspannter Atmosphäre.
  Yin stärken durch kühl-neutrale, befeuchtende, süße Nahrungsmittel.
  Obstsäfte, Obst, Gedünstetes, Reis, Kartoffeln, Gemüse, Salat, Gurke, Tomate, rote Beete, Milchprodukte, Pfefferminze, Güner Tee

Verlauf

- Erfolgte Behandlung: 12 x Akupunktur, 2 x pro Woche
- Du20, YinTang, 3E21, Gb20, Di4, Bl23, Gb34, Mi6, Le3

- **Kräuterrezeptur: Tian Ma Gou Teng Yin** ➔ S. 127

- Ab 4. Sitzung deutliche Besserung des Schwindels, Tinnitus fast gut
- Nach erhöhtem Arbeitsstress wieder Verschlimmerung
- Bei Abschluss des Skriptes (8. Sitzung) deutliche Besserung der Symptome

Literatur / Quellen

- **C. Focks:** Leitfaden Chinesische Medizin. Urban & Fischer. 6. Auflage. München 2010:
- Schwindel: S. 1553 7. Auflage 2018: S. 795
- Leber-Wind: S. 1001 7.Auflage 2018: S. 134
- Diätetik: S. 794 7. Auflage 2018 Band Grundlagen: S. 1043ff
- **S. Englert:** Checkliste Chinesische Diätetik. Haug Verlag. Stuttgart 2011: S. 318, 381,
- **B. Temelie:** Ernährung nach den Fünf Elementen: Joy Verlag 2001
- **B. Temelie, B. Trebuth:** Das Fünf Elemente Kochbuch: Joy Verlag 2009

Anhang

Kräuterrezepturen

Kräuterrezepturen der chinesischen Medizin
Akupunktur, Schröpfen und lokal wärmende Verfahren gelten als äußere Therapieverfahren der TCM. Sie wirken über mechanische Reize lokal, sowie regional und systemisch durch Einwirkung auf das Nervensystem und kommen bei der Behandlung einfacher Krankheitsbilder primär und meist alleine zum Einsatz.
Kräuterrezepturen stellen die Arzneitherapie der TCM dar und gelten als inneres Therapieverfahren. Sie finden bei komplexen Krankheitsbildern dann ergänzende Anwendung, wenn tieferliegende Störungen, wie generelle Kälte, Stagnation oder Erschöpfungszustände, mitbehandelt werden sollen.
Chinesische Arzneirezepturen werden als Dekokte oder als Granulatmischungen verordnet.

Auf den nächsten Seiten sind folgende Rezepturen zu finden:

- *Ba Zhen Tang* – Tonisiert Qi und Blut
- *Shi Quan Da Bu Tang* – Tonisiert Qi und Blut und wärmt
- *Bu Zhong Yi Qi Tang* – Tonisiert das Qi der Milz
- *Gui Pi Tang* – Ergänzt Qi und Blut, tonisiert Milz und Herz
- *Liu Wei Di Huang Wan* – Tonisiert das Yin von Niere und Leber
- *Xiao Yao San* – Reguliert den Leber-Qi-Fluss, tonisiert das But, stärkt die Milz
- *Jia Xiao Yao San* – Reguliert den Leber-Qi-Fluss, tonisiert das But, stärkt die Milz, beseitigt Hitze
- *Tian Ma Gou Teng Yin* – Beruhigt Leber, beseitigt Wind und Hitze, tonisiert Niere und Leber
- *Tian Wang Bu Xin Dan* – Tonisiert das Yin, nährt das Blut, beruhigt den Geist (Shen)
- *You Gui Wan* – Tonisiert und wärmt das Nieren-Yang, stärkt die Essenz-Jing
- *Zuo Gui Jia Er Zhi Wan* Tonisiert das Nieren-Yin, stärkt die Essenz-Jing

Ba Zhen Tang

Zingiberis Officinalis Rezens Rz.	Sheng Jiang	10,9%	X
Rhemanniae Glutinosae Conquitae Rx.	Shu Di Huang	10,9%	
Poriae Cocos Sclerotium	Fu Ling	10,9%	
Paeoniae Lactiflorae Rx.	Bai Shao Yao	10,9%	
Ginseng Rx.	Ren Shen	10,9%	
Ligustici Chuanxiong Rx.	Chuan Xiong	10,9%	X
Atractylodis Macrocephalae Rz.	Bai Zhu	10,9%	
Angelicae Sinensis Rx.	Dang Gui	10,9%	
Zizyphi Jujubae Fr.	Da Zao	7,3%	X
Glycyrrhizae Uralensis Rx.	Gan Cao	5,5%	X

Tonisiert Qi und Blut

Shi Quan Da Bu Tang

Zingiberis Officinalis Rezens Rz.	Sheng Jiang	8,6%
Rhemanniae Glutinosae Conquitae Rx.	Shu Di Huang	8,6%
Sclerotium Poriae Cocos	Fu Ling	8,6%
Paeoniae Lactiflorae Rx.	Bai Shao	8,6%
Glycyrrhizae Uralensis Rx.	Gan Cao	8,6%
Panacis Ginseng Rx.	Ren Shen	8,3%
Cinnamomi Cassiae Cx.	Rou Gui	8,6%
Ligustici Chuanxiong Rx.	Chuan Xiong	8,6%
Atractylodis Macrocephalae Rz.	Bai Zhu	8,6%
Astragali Membranacei Rx.	Huang Qi	8,6%
Angelicae Sinensis Rx.	Dang Gui	8,6%
Zizyphi Jujubae Fr.	Da Zao	5,7%

Modifikation von Ba Zhen Tang: Tonisiert Qi und Blut und wärmt

Bu Zhong Yi Qi Tang

Bupleuri Rx.	Chai Hu	3,7%	
Astragali Membranacei Rx.	Huang Qi	22,2%	
Glycyrrhizae Uralensis Rx.	Zhi Gan Cao	14,8%	x
Ginseng Rx.	Ren Shen	14,9%	
Zingiberis recens Rz.	Sheng Jiang	11,1%	
Jujubae Fr.	Da Zao	7.4%	x
Citri Reticulatae Pericarpium	Chen Pi	7,4%	
Atractylodis Macrocephalae Rz.	Bai Zhu	7,4%	
Angelicae Sinensis Rx.	Dang Gui	7,4%	
Cimicifugae Rz.	Sheng Ma	3,7%	x

Tonisiert das Qi der Milz

Gui Pi Tang

Zizyphi Spinosae Sm.	Suan Zao Ren	9,7%
Poriae Cocos Sclerotium	Fu Ling	9,7%
Polygalae Tenuifoliae Rx.	Yuan Zhi	9,7%
Ginseng Rx.	Ren Shen	9,5%
Atractylodis Macrocephalae Rz.	Bai Zhu	9,7%
Astragali Membranaceae Rx.	Huang Qi	9,7%
Arillus Euphoriae Longanae	Long Yan Rou	9,7%
Angelicae Sinensis Rx.	Dang Gui	9,7%
Zizyphi Jujubae Fr.	Da Zao	6,5%
Zingiberis Officinalis Rezens Rz.	Sheng Jiang	6,5%
Aucklandiae Lappae Rx.	Mu Xiang	4,8%
Glycyrrhizae Uralensis Rx.	Gan Cao	4,8%

Ergänzt Qi und Blut, tonisiert Milz und Herz

Liu Wei Di Huang Wan

Rhemanniae Glutinosae Conquitae Rx.	Shu Di Huang	32%
Corni Officinalis Fr.	Shan Zhu Yu	16%
Dioscorae Oppositae Rx.	Shan Yao	16%
Poriae Cocos Sclerotium	Fu Ling	12%
Moutan Radicis Cx.	Mu Dan Pi	12%
Rz Alismatis Orientalis	Ze Xie	12%

Tonisiert das Yin von Niere und Leber

Xiao Yao San

Zingiberis Officinalis Rz.	Gan Jiang	14,3 %	X
Poriae Cocos Sclerotium	Fu Ling	14,3 %	
Paeoniae Lactiflorae Rx.	Bai Shao Yao	14,3 %	
Bupleuri Rx.	Chai Hu	14,3 %	
Atractylodis Macrocephalae Rz.	Bai Zhu	14,3 %	
Angelicae Sinensis Rx.	Dang Gui	14,3 %	
Menthae Haplocalycis Hb.	Bo He	7,1 %	X
Glycyrrhizae Uralensis Rx.	Zhi Gan Cao	7,1 %	X

Reguliert den Leber-Qi-Fluss, tonisiert das Blut, stärkt die Milz

Jia Wei Xiao Yao San

Zingiberis officinalis Rz.	Gan Jiang	12,1%
Sclerotium Poriae Cocos	Fu Ling	12,1%
Paeoniae Lactiflorae Rx.	Bai Shao	12,1%
Bupleuri Rx.	Chai Hu	12,1%
Atractylodis Macrocephalae Rz.	Bai Zhu	12,1%
Angelicae Sinensis Rx.	Dang Gui	12,1%
Moutan Radicis Cx.	Mu Dan Pi	7,6%
Gardeniae Fr.	Zhi Zhi	7,6%
Menthae Haplocalycis Hb.	Bo He	6,1%
Glycyrrhizae Uralensis Rx.	Gan Cao	6,1%

Modifikation Xiao Yao San: Bei Leber-Qi-Stagnation mit Stauungshitze
Reguliert den Leber-Qi-Fluss, tonisiert das Blut,
stärkt die Milz, beseitigt Hitze

Tian Ma Gou Teng Yin

Caulis Polygoni Multiflori	Ye Jiao Teng	16,4%	x
Concha Haliotidis	Shi Jue Ming	16,4%	
Sangjisheng Ra.	Sang Ji Sheng	13,1%	x
Ra. cum Uncis Uncariae	Gou Teng	8,2%	
Sclerotium Poriae Cocos Paradicis	Fu Shen	8,2%	x
Leonuri Heterophylli Hb.	Yi Mu Cao	8,2%	
Eucommiae Ulmoidis Cx.	Du Zhong	8,2%	
Cyathulae Officinalis Rx.	Chuan Niu Xi	6,6%	
Scutellariae Baikalensis Rx.	Huang Qin	4,9%	
Gastrodiae Elatae Rz.	Tian Ma	4,9%	
Gardeniae Jasminoidis Fr.	Zhi Zi	4,9%	

Beruhigt Leber, beseitigt Wind und Hitze, tonisiert Niere und Leber

Tian Wang Bu Xin Dan

Zizyphi Spinosae Sm.	Suan Zao Ren	6,25%	x
Scrophulariae Rx.	Xuan Shen	6,25%	x
Schisandrae Chinensis Fr.	Wu Wei Zi	6,25%	x
Salviae Miltiorrhizae Rx.	Dan Shen	6,25%	
Rehmanniae Rx.	Sheng Di Huang	6,25%	
Rhemanniae praeparatae Rx.	Shu Di Huang	6,25%	
Polygalae Tenuifoliae Rx	Yuan Zhi	6,25%	
Platycodi Grandiflori Rx.	Jie Geng	6,25%	x
Biotae orientalis Semen	Bai Zi Ren	6,25%	
Sclerotium Poriae Cocos	Fu Ling	6,25%	
Ophiopogonis Japonici Tb.	Mai Men Dong	6,25%	
Ginseng Rx.	Ren Shen	6,25%	
Coptidis Rz.	Huang Lian	6,25%	
Asparagi Cochinchinensis Tb.	Tian Men Dong	6,25%	
Angelicae Sinensis Rx.	Dang Gui	6,25%	
Acori graminei Rz.	Shi Chang Pu	6,25%	

Tonisiert das Yin, nährt das Blut, beruhigt den Geist (Shen)

You Gui Wan

Rhemanniae Glutinosae Conquitae Rx.	Shu Di Huang	24,6%	
Corni Officinalis Fr.	Shan Yu Rou	12,3%	x
Lycii Fr.	Gou Qi Zi	12,3%	
Eucommiae Ulmoides Cx.	Du Zhong	12,3%	
Dioscorae Oppositae Rx.	Shan Yao	12,2%	
Cuscutae Chinensis Sm.	Tu Si Zi	12,3%	
Cinnamomi Cassiae Cx.	Rou Gui	6,1%	x
Lateralis Aconiti Carmichaeli Praeparatae Rx.	Fu Zi	6,1%	
Angelicae Sinensis	Dang Gui	0,9%	x

Tonisiert und wärmt das Nieren-Yang, stärkt die Essenz-Jing

Zuo Gui Jia Er Zhi Wan

Rhemanniae Glutinosae Praeparatae Radix	Shu Di Huang	20%
Ligustri Lucidi Fructus	Nu Zhen Zi	13%
Ecliptae Herba	Han Lian Cao	13%
Dioscorae Oppositae Rz.	Shan Yao	10%
Lycii Fructus	Gou Qi Zi	10%
Poriae Cocos Sclerotium	Fu Ling	10%
Corni Officinalis Fructus	Shan Zhu Yu	10%
Schisandra Fructus	Wu Wei Zi	9%
Glycyrrhizae Praep. Radix	Zhi Gan Cao	5%

Tonisiert das Nieren-Yin, stärkt die Essenz-Jing

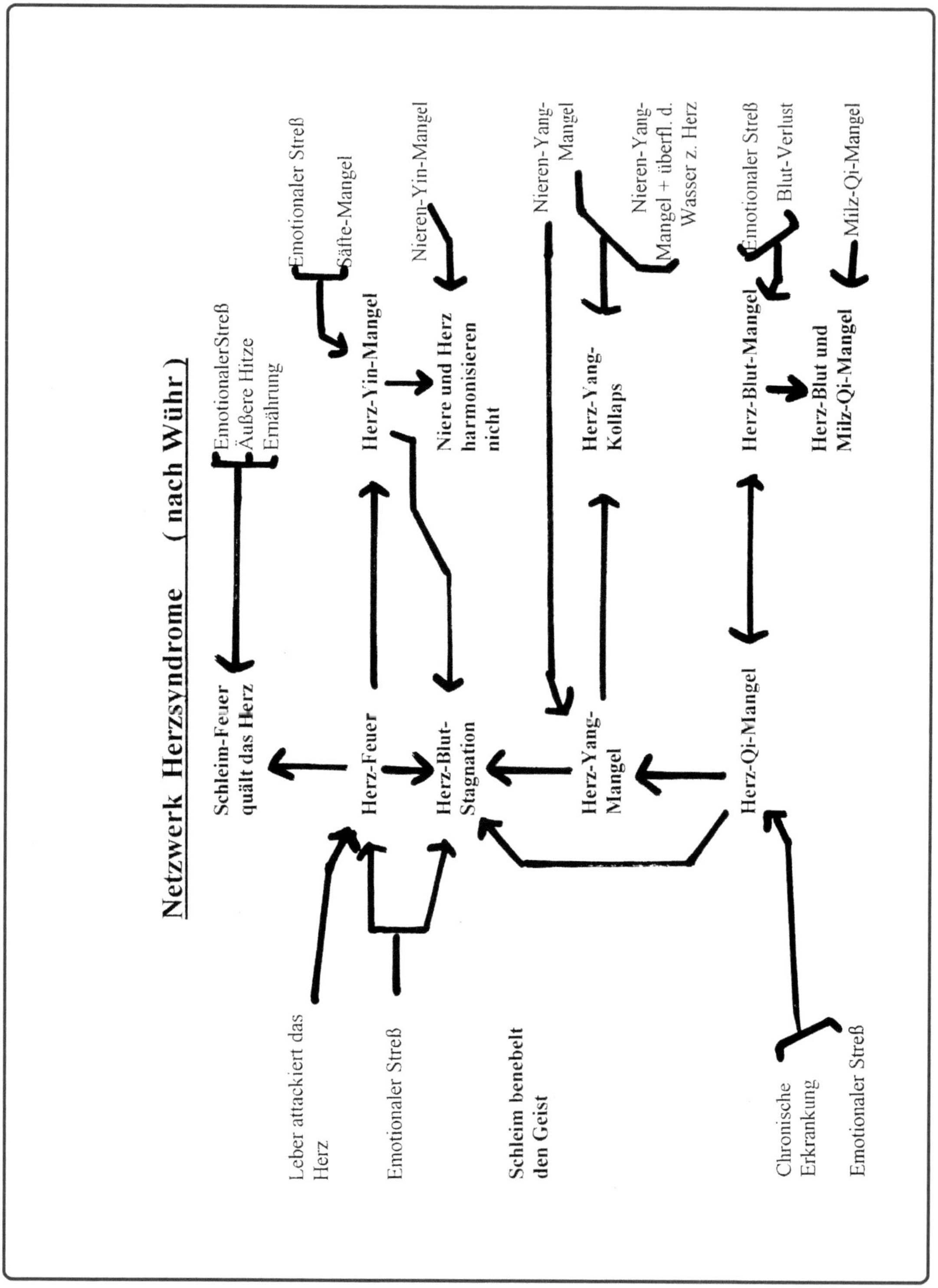
Netzwerk Herzsyndrome (nach Wühr)
EmotionalerStreß
Äußere Hitze
Ernährung
Schleim-Feuer quält das Herz
Emotionaler Streß
Säfte-Mangel
Herz-Yin-Mangel
Nieren-Yin-Mangel
Nieren-Yin-Mangel
Niere und Herz harmonisieren nicht
Herz-Feuer
Herz-Blut-Stagnation
Nieren-Yang-Mangel
Nieren-Yang-Mangel
Nieren-Yang-Mangel + überfl. d. Wasser z. Herz
Herz-Yang-Kollaps
Herz-Yang-Mangel
Emotionaler Streß
Blut-Verlust
Herz-Blut-Mangel
Milz-Qi-Mangel
Herz-Blut und Milz-Qi-Mangel
Herz-Qi-Mangel
Leber attackiert das Herz
Emotionaler Streß
Schleim benebelt den Geist
Chronische Erkrankung
Emotionaler Streß

Anamnesebogen TCM

Hauptproblem:

Weitere Probleme:

Beruf/Familie:

Vorerkrankungen/Op:

Nikotin: **Alkohol:**

Medikamente:

Allgemeine Kriterien:

Temperaturempfinden	Energie	Persönlichkeitsstruktur
Erschöpfung dynam/adynam	akut / chronisch	Beginn
Müdigkeit	Innere Unruhe	Stimmungslage
Größe	Gewicht	Konstitiution
Gesichtsfarbe	Augen	Stimme

Schmerz:

seit	Wo	wann
Häufigkeit	Ausstrahlung	Charakter
Organe	Ursachen	Druckverhalten
Struktur	Klima	Wärme / Kälte

Kopfschmerz:

Wo	wann	Häufigkeit
Begl. Sympt.	Periode	

Kreislauf:

Hypertonie	Hypotonie	Mangeldurchblutung
Arrhythmien / Herzklopfen	Kollaps	Schwindel
Schmerzen	Ödeme	

Verdauung:

Appetit	Unverträglichkeiten	Vorlieben
Übelkeit / Erbrechen	Süßhunger	Aufstoßen
Sodbrennen	Blähungen	Schmerz/Druck
Völlegefühl	Kalt-Warm	Durst
Stuhlkonsistenz	Bitterer Geschmack	Obstipation/Diarrhoe

Atmung:

Husten	Dyspnoe	Schleim
Thoraxbeschw.	Infekte	Nase / NNH

Seite 2 von 4

Urogenital:

Miktion	Farbe	Menge
Periode	Gyn.Besch.	Potenz
Menopause	Geburten	Lumbalgien

Vegetativum / Psyche:

Fieber	Schwitzen (tags)	Neurologie
Hitze	Schwitzen (nachts)	Agitiertheit
Kalte Hände/Füße	Heiße Hände/Füße	Trauer
Grundstruktur	Schweregefühl	Wut
Schlafbedürfnis	Schlafstörungen	Verstimmtheit / Antriebslosigkeit
Benommenheit	Konz.Störg./ Vergeßlichkeit	Angst
Trockenheit	Sehstörungen / Tinnitus	Grübeln
Juckreiz		Kraftlosigkeit

Sonstiges:

Zunge:

Zungenkörper	
Farbe	Feuchtigkeit
Belag	

Pulse :

rechts	links	Frequenz
Lunge	Herz	
Milz	Leber	
Yang-Niere	Yin-Niere	

Untersuchungsbefund:

Lage der Veränderungen:

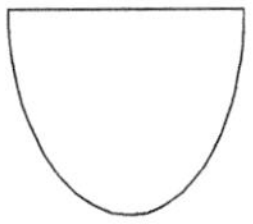

TCM-Diagnose

Hitze	Kälte

Fülle	Leere

Aussen	Innen

Qi Xue Jing Shen Jinye

Disharmonisierende Faktoren

Leitbahn	Organ

Äußeres Syndrom	Inneres Syndrom

Beurteilung / Diagnosen:

Therapieziele:

Therapieplan:

Seite 4 von 4

Über den Autor

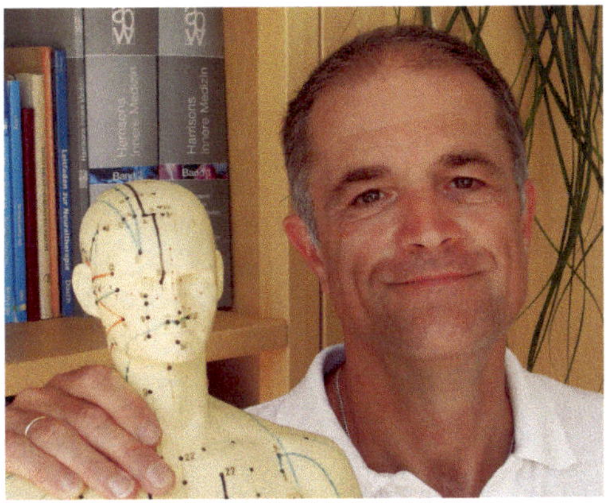

Dr. med. Michael Rupprecht
Facharzt für Allgemeinmedizin – Naturheilverfahren – Akupunktur

- Landarzt 1993 bis 2003
- Akupunktur/TCM seit 1994
- Mitbegründer der Freiburger Kurse für TCM und Naturheilverfahren am Universitätsklinikum Freiburg 2001
- Mitbegründer des Zentrums für TCM und Naturheilverfahren am Klinikum Konstanz 2004
- TCM-Praxis in Sigmaringen seit 2008
- Lehrbeauftragter für Naturheilkunde der Universität Freiburg/Br. 2009–2016
- Dozent des Zentralverband der Ärzte für Naturheilverfahren und Regulationsmedizin ZAEN

Informationen zu Akupunktur/TCM-Weiterbildungskursen für Ärztinnen und Ärzte mit Dr. Rupprecht finden Sie unter `http://www.tcm-sigmaringen.de`

`www.tcm-sigmaringen.de`